"十二五"职业教育国家规划立项教材

国家卫生和计划生育委员会"十二五"规划教材

全国中等卫生职业教育教材

供口腔修复工艺专业用　　　　第2版

# 口腔组织及病理学基础

主　编　刘　钢

副主编　唐瑞平　姚树宾

编　者（以姓氏笔画为序）

刘　钢（甘南藏族自治州卫生学校）

刘东波（山东省莱阳卫生学校）

屈文艳（新乡卫生学校）

姚树宾（开封大学医学部）

徐　欣（黑龙江护理高等专科学校）（兼编写秘书）

唐瑞平（荆楚理工学院）

程贵芹（山东省青岛卫生学校）

人民卫生出版社

图书在版编目(CIP)数据

口腔组织及病理学基础 / 刘钢主编. —2 版. —北京：人民卫生出版社, 2015

"十二五"全国中职口腔修复工艺专业规划教材

ISBN 978-7-117-21553-4

Ⅰ. ①口… Ⅱ. ①刘… Ⅲ. ①口腔科学－病理组织学－中等专业学校－教材 Ⅳ. ①R780.2

中国版本图书馆 CIP 数据核字(2015)第 245080 号

| 人卫社官网 | www.pmph.com | 出版物查询，在线购书 |
| 人卫医学网 | www.ipmph.com | 医学考试辅导，医学数据库服务，医学教育资源，大众健康资讯 |

口腔组织及病理学基础
第 2 版

主　　编：刘　钢
出版发行：人民卫生出版社（中继线 010-59780011）
地　　址：北京市朝阳区潘家园南里 19 号
邮　　编：100021
E - mail：pmph @ pmph.com
购书热线：010-59787592　010-59787584　010-65264830
印　　刷：北京市艺辉印刷有限公司
经　　销：新华书店
开　　本：787 × 1092　1/16　印张：8
字　　数：200 千字
版　　次：2008 年 1 月第 1 版　2016 年 2 月第 2 版
　　　　　2021 年 11 月第 2 版第 7 次印刷（总第15次印刷）
标准书号：ISBN 978-7-117-21553-4/R・21554
定　　价：25.00 元
打击盗版举报电话：010-59787491　E-mail：WQ @ pmph.com
（凡属印装质量问题请与本社市场营销中心联系退换）

# 出版说明

为全面贯彻党的十八大和十八届三中、四中、五中全会精神,依据《国务院关于加快发展现代职业教育的决定》要求,更好地服务于现代卫生职业教育快速发展的需要,适应卫生事业改革发展对医药卫生职业人才的需求,贯彻《医药卫生中长期人才发展规划(2011—2020年)》《现代职业教育体系建设规划(2014—2020年)》文件精神,人民卫生出版社在教育部、国家卫生和计划生育委员会的领导和支持下,按照教育部颁布的《中等职业学校专业教学标准(试行)》医药卫生类(第二辑)(简称《标准》),由全国卫生职业教育教学指导委员会(简称卫生行指委)直接指导,经过广泛的调研论证,成立了中等卫生职业教育各专业教育教材建设评审委员会,启动了全国中等卫生职业教育第三轮规划教材修订工作。

本轮规划教材修订的原则:①明确人才培养目标。按照《标准》要求,本轮规划教材坚持立德树人,培养职业素养与专业知识、专业技能并重,德智体美全面发展的技能型卫生专门人才。②强化教材体系建设。紧扣《标准》,各专业设置公共基础课(含公共选修课)、专业技能课(含专业核心课、专业方向课、专业选修课);同时,结合专业岗位与执业资格考试需要,充实完善课程与教材体系,使之更加符合现代职业教育体系发展的需要。在此基础上,组织制订了各专业课程教学大纲并附于教材中,方便教学参考。③贯彻现代职教理念。体现"以就业为导向,以能力为本位,以发展技能为核心"的职教理念。理论知识强调"必需、够用";突出技能培养,提倡"做中学、学中做"的理实一体化思想,在教材中编入实训(实验)指导。④重视传统融合创新。人民卫生出版社医药卫生规划教材经过长时间的实践与积累,其中的优良传统在本轮修订中得到了很好的传承。在广泛调研的基础上,再版教材与新编教材在整体上实现了高度融合与衔接。在教材编写中,产教融合、校企合作理念得到了充分贯彻。⑤突出行业规划特性。本轮修订紧紧依靠卫生行指委和各专业教育教材建设评审委员会,充分发挥行业机构与专家对教材的宏观规划与评审把关作用,体现了国家卫生计生委规划教材一贯的标准性、权威性、规范性。⑥提升服务教学能力。本轮教材修订,在主教材中设置了一系列服务教学的拓展模块;此外,教材立体化建设水平进一步提高,根据专业需要开发了配套教材、网络增值服务等,大量与课程相关的内容围绕教材形成便捷的在线数字化教学资源包,为教师提供教学素材支撑,为学生提供学习资源服务,教材的教学服务能力明显增强。

人民卫生出版社作为国家规划教材出版基地,有护理、助产、农村医学、药剂、制药技术、营养与保健、康复技术、眼视光与配镜、医学检验技术、医学影像技术、口腔修复工艺等 24 个专业的教材获选教育部中等职业教育专业技能课立项教材,相关专业教材根据《标准》颁布情况陆续修订出版。

# 口腔修复工艺专业编写说明

2015 年,教育部正式公布《中等职业学校口腔修复工艺专业教学标准》(以下简称《标准》),目标是面向医疗卫生机构口腔科、口腔专科医院(门诊)、义齿加工机构、口腔医疗设备与材料销售企业等,培养从事义齿修复、加工及矫治器制作及相关产品销售与管理等工作,德智体美全面发展的高素质劳动者和技能型人才。为了进一步适应卫生职业教育改革、符合人才培养的需要,并与《标准》匹配,推动我国口腔修复工艺职业教育的规范、全面、创新性发展,不断汲取各院校教学在教学实践中的成功经验、体现教学改革成果,在卫计委和卫生行指委指导下,人民卫生出版社经过一年多广泛的调研论证,规划并启动了全国中等职业学校口腔修复工艺专业第三轮规划教材修订工作。

本轮口腔修复工艺专业规划教材与《标准》课程结构对应,设置专业核心课。专业核心课程教材与《标准》一致,共 10 种,包括《口腔解剖与牙雕刻技术》、《口腔生理学基础》、《口腔组织及病理学基础》、《口腔疾病概要》、《口腔工艺材料应用》、《口腔工艺设备使用与养护》、《口腔医学美学基础》、《口腔固定修复工艺技术》、《可摘义齿修复工艺技术》、《口腔正畸工艺技术》。编写得到了广大口腔专业中高职院校的支持,涵盖了 28 个省市、自治区、直辖市,30 所院校及企业,共约 90 位专家、教师参与编写,充分体现了教材覆盖范围的广泛性,以及校企结合、工学结合的理念。

本套教材编写力求贯彻以学生为中心、适应岗位需求、服务于实践,尽可能贴近实际工作流程进行编写,教材中设置了"学习目标"、"病例/案例"、"小结"、"练习题"、"实训/实验指导"等模块。同时,为适应教学信息化发展趋势,本套教材增加了"网络增值服务"。中高职衔接的相关内容列入"小知识"中,以达到"做中学"、"学以致用"的目的。同时为方便学生复习考试,部分课程增加"考点提示",提高学生的考试复习效率和考试能力。

本系列教材的 10 本核心课程教材将于 2016 年 2 月全部出版。

# 全国中等卫生职业教育
# 国家卫生和计划生育委员会"十二五"规划教材目录

| 总序号 | 适用专业 | 分序号 | 教材名称 | 版次 | 主编 | |
|---|---|---|---|---|---|---|
| 1 | 护理专业 | 1 | 解剖学基础 ** | 3 | 任 晖 | 袁耀华 |
| 2 | | 2 | 生理学基础 ** | 3 | 朱艳平 | 卢爱青 |
| 3 | | 3 | 药物学基础 ** | 3 | 姚 宏 | 黄 刚 |
| 4 | | 4 | 护理学基础 ** | 3 | 李 玲 | 蒙雅萍 |
| 5 | | 5 | 健康评估 ** | 2 | 张淑爱 | 李学松 |
| 6 | | 6 | 内科护理 ** | 3 | 林梅英 | 朱启华 |
| 7 | | 7 | 外科护理 ** | 3 | 李 勇 | 俞宝明 |
| 8 | | 8 | 妇产科护理 ** | 3 | 刘文娜 | 闫瑞霞 |
| 9 | | 9 | 儿科护理 ** | 3 | 高 凤 | 张宝琴 |
| 10 | | 10 | 老年护理 ** | 3 | 张小燕 | 王春先 |
| 11 | | 11 | 老年保健 | 1 | 刘 伟 | |
| 12 | | 12 | 急救护理技术 | 3 | 王为民 | 来和平 |
| 13 | | 13 | 重症监护技术 | 2 | 刘旭平 | |
| 14 | | 14 | 社区护理 | 3 | 姜瑞涛 | 徐国辉 |
| 15 | | 15 | 健康教育 | 1 | 靳 平 | |
| 16 | 助产专业 | 1 | 解剖学基础 ** | 3 | 代加平 | 安月勇 |
| 17 | | 2 | 生理学基础 ** | 3 | 张正红 | 杨汎雯 |
| 18 | | 3 | 药物学基础 ** | 3 | 张 庆 | 田卫东 |
| 19 | | 4 | 基础护理 ** | 3 | 贾丽萍 | 宫春梓 |
| 20 | | 5 | 健康评估 ** | 2 | 张 展 | 迟玉香 |
| 21 | | 6 | 母婴护理 ** | 1 | 郭玉兰 | 谭奕华 |
| 22 | | 7 | 儿童护理 ** | 1 | 董春兰 | 刘 俐 |
| 23 | | 8 | 成人护理(上册)-内外科护理 ** | 1 | 李俊华 | 曹文元 |
| 24 | | 9 | 成人护理(下册)-妇科护理 ** | 1 | 林 珊 | 郭艳春 |
| 25 | | 10 | 产科学基础 ** | 3 | 翟向红 | 吴晓琴 |
| 26 | | 11 | 助产技术 ** | 1 | 闫金凤 | 韦秀宜 |
| 27 | | 12 | 母婴保健 | 3 | 颜丽青 | |
| 28 | | 13 | 遗传与优生 | 3 | 邓鼎森 | 于全勇 |

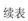

续表

| 总序号 | 适用专业 | 分序号 | 教材名称 | 版次 | 主编 | |
|---|---|---|---|---|---|---|
| 29 | 护理、助产专业共用 | 1 | 病理学基础 | 3 | 张军荣 | 杨怀宝 |
| 30 | | 2 | 病原生物与免疫学基础 | 3 | 吕瑞芳 | 张晓红 |
| 31 | | 3 | 生物化学基础 | 3 | 艾旭光 | 王春梅 |
| 32 | | 4 | 心理与精神护理 | 3 | 沈丽华 | |
| 33 | | 5 | 护理技术综合实训 | 2 | 黄惠清 | 高晓梅 |
| 34 | | 6 | 护理礼仪 | 3 | 耿洁 | 吴彬 |
| 35 | | 7 | 人际沟通 | 3 | 张志钢 | 刘冬梅 |
| 36 | | 8 | 中医护理 | 3 | 封银曼 | 马秋平 |
| 37 | | 9 | 五官科护理 | 3 | 张秀梅 | 王增源 |
| 38 | | 10 | 营养与膳食 | 3 | 王忠福 | |
| 39 | | 11 | 护士人文修养 | 1 | 王燕 | |
| 40 | | 12 | 护理伦理 | 1 | 钟会亮 | |
| 41 | | 13 | 卫生法律法规 | 3 | 许练光 | |
| 42 | | 14 | 护理管理基础 | 1 | 朱爱军 | |
| 43 | 农村医学专业 | 1 | 解剖学基础 ** | 1 | 王怀生 | 李一忠 |
| 44 | | 2 | 生理学基础 ** | 1 | 黄莉军 | 郭明广 |
| 45 | | 3 | 药理学基础 ** | 1 | 符秀华 | 覃隶莲 |
| 46 | | 4 | 诊断学基础 ** | 1 | 夏惠丽 | 朱建宁 |
| 47 | | 5 | 内科疾病防治 ** | 1 | 傅一明 | 闫立安 |
| 48 | | 6 | 外科疾病防治 ** | 1 | 刘庆国 | 周雅清 |
| 49 | | 7 | 妇产科疾病防治 ** | 1 | 黎梅 | 周惠珍 |
| 50 | | 8 | 儿科疾病防治 ** | 1 | 黄力毅 | 李卓 |
| 51 | | 9 | 公共卫生学基础 ** | 1 | 戚林 | 王永军 |
| 52 | | 10 | 急救医学基础 ** | 1 | 魏蕊 | 魏瑛 |
| 53 | | 11 | 康复医学基础 ** | 1 | 盛幼珍 | 张瑾 |
| 54 | | 12 | 病原生物与免疫学基础 | 1 | 钟禹霖 | 胡国平 |
| 55 | | 13 | 病理学基础 | 1 | 贺平则 | 黄光明 |
| 56 | | 14 | 中医药学基础 | 1 | 孙治安 | 李兵 |
| 57 | | 15 | 针灸推拿技术 | 1 | 伍利民 | |
| 58 | | 16 | 常用护理技术 | 1 | 马树平 | 陈清波 |
| 59 | | 17 | 农村常用医疗实践技能实训 | 1 | 王景舟 | |
| 60 | | 18 | 精神病学基础 | 1 | 汪永君 | |
| 61 | | 19 | 实用卫生法规 | 1 | 菅辉勇 | 李利斯 |
| 62 | | 20 | 五官科疾病防治 | 1 | 王增源 | 高翔 |
| 63 | | 21 | 医学心理学基础 | 1 | 白杨 | 田仁礼 |
| 64 | | 22 | 生物化学基础 | 1 | 张文利 | |
| 65 | | 23 | 医学伦理学基础 | 1 | 刘伟玲 | 斯钦巴图 |
| 66 | | 24 | 传染病防治 | 1 | 杨霖 | 曹文元 |

续表

| 总序号 | 适用专业 | 分序号 | 教材名称 | 版次 | 主编 |
|---|---|---|---|---|---|
| 67 | 营养与保健专业 | 1 | 正常人体结构与功能 * | 1 | 赵文忠 |
| 68 | | 2 | 基础营养与食品安全 * | 1 | 陆 淼　袁 媛 |
| 69 | | 3 | 特殊人群营养 * | 1 | 冯 峰 |
| 70 | | 4 | 临床营养 * | 1 | 吴 苇 |
| 71 | | 5 | 公共营养 * | 1 | 林 杰 |
| 72 | | 6 | 营养软件实用技术 * | 1 | 顾 鹏 |
| 73 | | 7 | 中医食疗药膳 * | 1 | 顾绍年 |
| 74 | | 8 | 健康管理 * | 1 | 韩新荣 |
| 75 | | 9 | 营养配餐与设计 * | 1 | 孙雪萍 |
| 76 | 康复技术专业 | 1 | 解剖生理学基础 * | 1 | 黄嫦斌 |
| 77 | | 2 | 疾病学基础 * | 1 | 刘忠立　白春玲 |
| 78 | | 3 | 临床医学概要 * | 1 | 马建强 |
| 79 | | 4 | 康复评定技术 * | 2 | 刘立席 |
| 80 | | 5 | 物理因子治疗技术 * | 1 | 张维杰　刘海霞 |
| 81 | | 6 | 运动疗法 * | 1 | 田 莉 |
| 82 | | 7 | 作业疗法 * | 1 | 孙晓莉 |
| 83 | | 8 | 言语疗法 * | 1 | 朱红华　王晓东 |
| 84 | | 9 | 中国传统康复疗法 * | 1 | 封银曼 |
| 85 | | 10 | 常见疾病康复 * | 2 | 郭 华 |
| 86 | 眼视光与配镜专业 | 1 | 验光技术 * | 1 | 刘 念　李丽华 |
| 87 | | 2 | 定配技术 * | 1 | 黎莞萍　闫 伟 |
| 88 | | 3 | 眼镜门店营销实务 * | 1 | 刘科佑　连 捷 |
| 89 | | 4 | 眼视光基础 * | 1 | 肖古月　丰新胜 |
| 90 | | 5 | 眼镜质检与调校技术 * | 1 | 付春霞 |
| 91 | | 6 | 接触镜验配技术 * | 1 | 郭金兰 |
| 92 | | 7 | 眼病概要 | | 王增源 |
| 93 | | 8 | 人际沟通技巧 | 1 | 钱瑞群　黄力毅 |
| 94 | 医学检验技术专业 | 1 | 无机化学基础 * | 3 | 赵 红 |
| 95 | | 2 | 有机化学基础 * | 3 | 孙彦坪 |
| 96 | | 3 | 分析化学基础 * | 3 | 朱爱军 |
| 97 | | 4 | 临床疾病概要 * | 3 | 迟玉香 |
| 98 | | 5 | 寄生虫检验技术 * | 3 | 叶 薇 |
| 99 | | 6 | 免疫学检验技术 * | 3 | 钟禹霖 |
| 100 | | 7 | 微生物检验技术 * | 3 | 崔艳丽 |
| 101 | | 8 | 检验仪器使用与维修 * | 1 | 王 迅 |
| 102 | 医学影像技术专业 | 1 | 解剖学基础 * | 1 | 任 晖 |
| 103 | | 2 | 生理学基础 * | 1 | 石少婷 |
| 104 | | 3 | 病理学基础 * | 1 | 杨怀宝 |

续表

| 总序号 | 适用专业 | 分序号 | 教材名称 | 版次 | 主编 |
|---|---|---|---|---|---|
| 105 | | 4 | 医用电子技术 * | 3 | 李君霖 |
| 106 | | 5 | 医学影像设备 * | 3 | 冯开梅 卢振明 |
| 107 | | 6 | 医学影像技术 * | 3 | 黄 霞 |
| 108 | | 7 | 医学影像诊断基础 * | 3 | 陆云升 |
| 109 | | 8 | 超声技术与诊断基础 * | 3 | 姜玉波 |
| 110 | | 9 | X 线物理与防护 * | 3 | 张承刚 |
| 111 | 口腔修复工艺专业 | 1 | 口腔解剖与牙雕刻技术 * | 2 | 马惠萍 翟远东 |
| 112 | | 2 | 口腔生理学基础 * | 3 | 乔瑞科 |
| 113 | | 3 | 口腔组织及病理学基础 * | 2 | 刘 钢 |
| 114 | | 4 | 口腔疾病概要 * | 3 | 葛秋云 杨利伟 |
| 115 | | 5 | 口腔工艺材料应用 * | 3 | 马冬梅 |
| 116 | | 6 | 口腔工艺设备使用与养护 * | 2 | 李新春 |
| 117 | | 7 | 口腔医学美学基础 * | 3 | 王 丽 |
| 118 | | 8 | 口腔固定修复工艺技术 * | 3 | 王 菲 米新峰 |
| 119 | | 9 | 可摘义齿修复工艺技术 * | 3 | 杜士民 战文吉 |
| 120 | | 10 | 口腔正畸工艺技术 * | 3 | 马玉革 |
| 121 | 药剂、制药技术专业 | 1 | 基础化学 ** | 1 | 石宝珏 宋守正 |
| 122 | | 2 | 微生物基础 ** | 1 | 熊群英 张晓红 |
| 123 | | 3 | 实用医学基础 ** | 1 | 曲永松 |
| 124 | | 4 | 药事法规 ** | 1 | 王 蕾 |
| 125 | | 5 | 药物分析技术 ** | 1 | 戴君武 王 军 |
| 126 | | 6 | 药物制剂技术 ** | 1 | 解玉岭 |
| 127 | | 7 | 药物化学 ** | 1 | 谢癸亮 |
| 128 | | 8 | 会计基础 | 1 | 赖玉玲 |
| 129 | | 9 | 临床医学概要 | 1 | 孟月丽 曹文元 |
| 130 | | 10 | 人体解剖生理学基础 | 1 | 黄莉军 张 楚 |
| 131 | | 11 | 天然药物学基础 | 1 | 郑小吉 |
| 132 | | 12 | 天然药物化学基础 | 1 | 刘诗泆 欧绍淑 |
| 133 | | 13 | 药品储存与养护技术 | 1 | 宫淑秋 |
| 134 | | 14 | 中医药基础 | 1 | 谭 红 李培富 |
| 135 | | 15 | 药店零售与服务技术 | 1 | 石少婷 |
| 136 | | 16 | 医药市场营销技术 | 1 | 王顺庆 |
| 137 | | 17 | 药品调剂技术 | 1 | 区门秀 |
| 138 | | 18 | 医院药学概要 | 1 | 刘素兰 |
| 139 | | 19 | 医药商品基础 | 1 | 詹晓如 |
| 140 | | 20 | 药理学 | 1 | 张 庆 陈达林 |

** 为"十二五"职业教育国家规划教材
* 为"十二五"职业教育国家规划立项教材

# 前　言

　　《口腔组织及病理学基础》（第 1 版）于 2008 年出版至今已使用了 7 年，此间曾多次重印，为中等卫生职业教育口腔修复工艺专业人才培养做出了积极贡献。为使教材能更贴近高素质劳动者和技能型人才培养目标，面对医疗市场发展的需要，在全国卫生职业教育教学指导委员会、全国高等医药教材建设研究会的指导下，人民卫生出版社于 2015 年 5 月正式启动了第三轮全国中等卫生职业教育口腔修复工艺专业"十二五"国家规划教材修订工作。在《中等职业学校口腔修复工艺专业教学标准》指导下，按照编写大纲的要求，由编委撰写初稿，经过相互多次审核，历时 3 个月，终于完稿付梓。

　　《口腔组织及病理学基础》是口腔修复工艺专业的一门基础课程。在此教材的编写中，怎样把握好与其他医学基础课程和口腔专业课程的有机结合，以及怎样在上版教材基础上进行继承和扬弃，是本次教材修订考虑的重点。因此，我们对上版教材做出了适度的删减和补充，通过创新来提升内容质量。重新调整章节逻辑顺序，并增加了"小知识"及"考点提示"模块，放在与正文部分相应的位置。同时为了丰富教材的立体化体系，新增了网络增值服务内容，包括多媒体课件及网络习题部分，拓展了教材的深度及广度，使教学更为生动直观。按照本专业岗位工作的能力要求，强调"适用性"与"实用性"。同时考虑到中职学生的心智水平，教材内容编写深入浅出，通俗易懂，将学生的自主学习、合作学习和教师引导教学等教学组织形式有机结合。

　　在教材编写过程中，谨代表所有编委向提供参考文献的各位专家教授们表示由衷的感谢，也深深的感谢各位编委付出的辛勤劳动。尽管编者竭尽全力，用科学严谨、高度负责的态度参与了教材的编写工作，由于时间仓促，编写水平有限，诚恳地希望各位读者、专家提出宝贵意见，以求再版时改进和完善。

刘　钢

2015 年 9 月

# 目　录

# 下篇　口腔病理学

# 绪　论

　　当你选择学习口腔修复工艺专业时,应对本专业的基本知识结构有所熟悉。要想成为一名高素质劳动者和技能型人才,必须有扎实的基础理论知识。目前要学习的这门课程,就是通往口腔修复工艺专业的桥梁课程,具有承上启下的作用,为后续专业课程的学习及将来的工作实践打下较为坚实的基础。

　　口腔组织及病理学是组织胚胎学与病理解剖学的分支,主要研究口腔各器官的组织结构、发育过程及口腔常见病的发生、发展规律、病理改变,是口腔修复工艺专业的一门重要的基础课。

　　《口腔组织及病理学基础》全书共分十二章。第一章至第六章,为口腔组织胚胎学,分别阐述牙体组织、牙周组织、口腔黏膜和唾液腺的组织结构及牙体、牙周组织、口腔颌面部的发育;第七章至第十二章为口腔病理学,主要阐述牙发育异常、龋病,常见的牙髓病、根尖周病、牙周组织病,及口腔黏膜病的病因、发病机制、病理变化、临床特点等。本课程具有较强的实践性,在学习过程中要注重理论联系实践,不能死记硬背。通过实验观察来加深对理论知识的理解,并学会利用正确的理论来解释和指导临床实践。由于人体是一个有机的整体,形态与功能是相辅相成、不可分割的;疾病本身也是在不断发展变化的,所以在学习时还应将形态学变化、器官的生理功能及临床表现有机联系起来,不可孤立地、片面地、静止地看待疾病,要透过现象看到疾病的本质,从而提高对口腔疾病的综合分析和诊断能力。为后续专业课程的学习,未来工作中的再提高及相关专业的认证考试奠定良好的理论基础。

（刘　钢）

# 上篇 口腔组织胚胎学

# 第一章 口腔颌面部发育

**学习目标**

了解：面部、腭部发育时间、结构和形成组织；面部、腭部发育异常的类型和组织学原因；舌的发育过程及其发育异常。

口腔颌面部发育是胚胎发育的一部分，与头颈部发育同时进行。在胚胎第 3 周，三个胚层已经形成，头部开始发育。由于前脑的形成，胚胎头端膨大，向前下方形成一个宽大隆起，称为额鼻突。额鼻突下方相当于未来头颈部两侧，出现左右对称背腹走向的 6 对柱状隆起，称为鳃弓（图 1-1）。鳃弓与鳃弓之间的沟称为鳃沟。在咽的侧壁，与鳃沟相对应处向外膨出，称为咽囊。鳃沟与咽囊之间只有一层薄膜相隔。

6 对鳃弓中，第 1 对最大，称为下颌弓，参与面部发育；第 2 对鳃弓称为舌弓；第 3 对称为舌咽弓。其余几对较小，没有特别的名称。第 2～第 4 对鳃弓除与舌的发育有关外，还将参与颈部的形成。

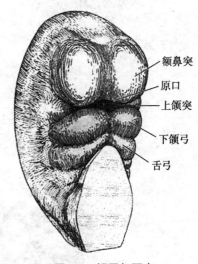

额鼻突
原口
上颌突
下颌弓
舌弓

图 1-1 鳃弓与面突

## 第一节 面部的发育

### 一、面部发育过程

口腔颌面部发育，在早期可分为两个阶段，一是面部各突起的生长分化；二是各突起的联合与融合。

胚胎第 3 周末，额鼻突下方出现第一鳃弓，后分化成下颌突。两侧的下颌突迅速生长并在中线处互相联合。

3

胚胎第 4 周，两侧下颌突的后上缘，各长出一个分支状突起，称为上颌突。此时，额鼻突、左右上颌突、下颌突的中央形成一个凹陷，称为口凹或原口，即原始口腔。口凹的深部与咽的头端（前肠顶端）相接，两者之间有口咽膜相隔。第 4 周末，口咽膜破裂，则使口凹与咽相通。

同时，额鼻突向下伸展至两个上颌突之间，末端形成两个浅窝，称为鼻凹或嗅窝。由嗅窝将额鼻突末端分为 3 个突起：两嗅窝之间的突起称中鼻突，嗅窝两侧的 2 个突起称侧鼻突。

胚胎第 5 周，中鼻突末端生长迅速，出现两个球形突起称为球状突。此时，面部发育所需各突起已全部形成，面部即由上述突起发育而来（图 1-2）。

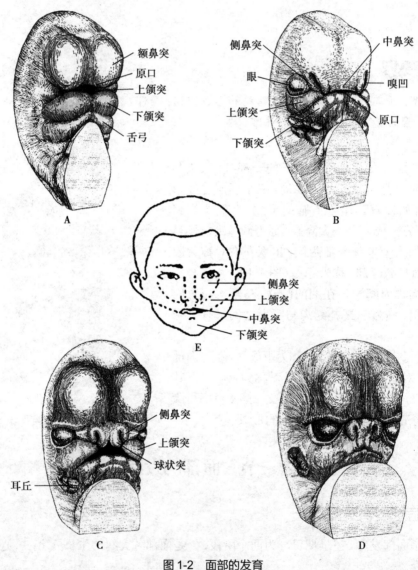

图 1-2　面部的发育
A～D. 分别为胚胎的第 4、第 5、第 6 和第 8 周　E. 成人面部各突起融合的位置

4

胚胎第6周，面部的突起一面继续生长，一面与相邻或对侧的突起联合。中鼻突的两个球状突向下生长并在中线处联合，形成人中；左、右上颌突自两侧向中线方向生长与同侧球状突联合，形成上唇，其中球状突形成上唇的近中 1/3 部分，上颌突形成上唇的远中 2/3 部分；侧鼻突与上颌突联合，形成鼻梁的侧面、鼻翼和部分面颊；两侧下颌突在中线联合形成下唇及下颌软、硬组织；上、下颌突由后向前联合，形成面颊部，其联合的终点即为口角。额鼻突形成额部软组织及额骨；中鼻突形成鼻梁、鼻中隔、附有上颌切牙的上颌骨（前颌骨）及邻近的软组织；上颌突形成大部分上颌软组织、上颌骨、上颌尖牙和磨牙。

胚胎第7~8周，面部各相邻的突起已互相联合，面部初具人形。但鼻部宽而扁，鼻孔朝前，且相距较远。两眼位于头的外侧，眼距较宽。胎儿期颜面进一步生长，鼻梁抬高，鼻孔向下并互相靠近，鼻部变得狭窄。由于眼后区的头部生长变宽，使两眼逐渐由侧方转向前方，近似成人的面形。

由此可见，面部的发育来自于额鼻突和第一鳃弓及其衍化出的面突，它们是额鼻突衍化出的一个中鼻突（包括球状突）和两个侧鼻突；第一鳃弓即两个下颌突及其衍化出的两个上颌突。各突起及其衍生组织见表1-1。

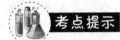

**考点提示**

面部发育形成的突起及其衍生组织

表1-1　面部各突起及其衍生组织

| 起源 | 突起 | 形成的软组织 | 形成的硬组织 |
| --- | --- | --- | --- |
| 额鼻突 | 中鼻突（含球状突） | 鼻梁、鼻尖、鼻中隔各软组织、上颌切牙牙龈、腭乳头、上唇中部 | 筛骨、犁骨、前颌骨、上颌切牙、鼻骨 |
| | 侧鼻突 | 鼻侧面、鼻翼、部分面颊 | 上颌骨额突、泪骨 |
| 第一鳃弓 | 上颌突 | 上唇外侧 2/3、上颌后牙牙龈、部分面颊 | 上颌骨、颧骨、腭骨、上颌磨牙及尖牙 |
| | 下颌突 | 下唇、下颌牙龈、面颊下部 | 下颌骨及下颌牙 |

## 二、面部发育异常

面部发育异常主要发生在胚胎第6、7周，在各种致畸因子作用下，面突的生长减慢或停止，导致面突不能如期联合，形成面部畸形。

1. 唇裂　多见于上唇，是球状突和上颌突未联合或部分联合所致，单、双侧均可发生，单侧者较多。两侧球状突中央部分未联合或部分联合则形成上唇正中裂；两侧下颌突在中线处未联合则形成下唇裂，这两种唇裂罕见。

2. 面裂　面裂较少见。上、下颌突未联合则形成横面裂，裂隙从口角至耳屏前；若上、下颌突部分联合，则形成大口畸形；若上、下颌突联合过多，则形成小口畸形；上颌突与侧鼻突未联合则形成斜面裂，裂隙从上唇部开始，沿鼻翼基部至眼睑下缘（图1-3）。

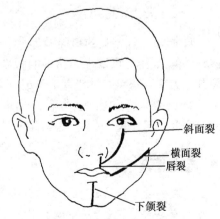

斜面裂
横面裂
唇裂
下颌裂

图1-3　面裂发生的部位

# 第二节 腭 的 发 育

## 一、腭的发育过程

腭是位于口腔和鼻腔之间的组织。胚胎早期原始口腔与鼻腔是相通的，腭的发育将口腔与鼻腔分隔开来。腭的发育来自于前腭突和侧腭突。

胚胎第 6 周，在嗅窝下方，球状突与对侧球状突及上颌突联合过程中，不断向口腔侧增生，形成前腭突。前腭突将形成前颌骨和上颌切牙。在胚胎第 6 周末，自左右两个上颌突的口腔侧中部向原始口腔内各长出一个突起，称为侧腭突。侧腭突的生长方向，与舌的发育关系密切。最初，舌的位置较高，侧腭突只能沿着舌两侧向下垂直生长，至胚胎第 8 周时，随着下颌骨变长并增宽，口底下降，舌变扁平，舌位置下降，侧腭突生长方向由垂直变为水平，并略向上倾斜，向中缝方向生长。

胚胎第 9 周时，左、右侧腭突与前腭突，自外向内、向后呈 V 形联合（图 1-4），中心部留下切牙管或鼻腭管，为鼻腭神经的通道。切牙管的口腔侧开口为切牙孔，其表面被覆较厚的口腔黏膜，即切牙乳头。

考点提示

腭的发育过程

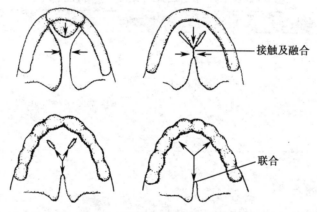

接触及融合

联合

图 1-4 腭部突起的发育及融合

## 二、腭的发育异常

1. 腭裂　较常见的口腔畸形，为一侧侧腭突和对侧侧腭突及鼻中隔未融合或部分融合所致，单、双侧均可发生。腭裂的程度不同，轻者仅为腭垂裂；严重者从切牙孔至腭垂全部裂开。大多数腭裂同时伴有单侧或双侧唇裂。腭裂也常伴有颌裂。

2. 颌裂　可分上颌裂与下颌裂两种类型，其中以上颌裂较常见。上颌裂为前腭突与上颌突未联合或部分联合所致，常伴有唇裂或腭裂；下颌裂为两侧下颌突未联合或部分联合所致。

 小知识

在腭突的融合过程中，若融合的缝隙中有上皮残留，可能会发生发育性囊肿。常见的有鼻腭管囊肿、正中囊肿等。

# 第三节 舌 的 发 育

## 一、舌的发育过程

胚胎第4周时,两侧第一、第二鳃弓在中线处联合。此时,下颌弓的原始口腔侧,内部的间充质不断增生,形成3个突起,其中两侧两个对称的突起体积较大,称为侧舌隆突;在侧舌隆突稍下方中线处有一个较小的突起,称为奇结节。约在胚胎第6周,侧舌隆突迅速生长,越过奇结节,在中线处联合(图1-5),将奇结节几乎全部掩盖,形成舌的前2/3,即舌体。与此同时,在第二、三、四鳃弓的口咽侧,间充质增生形成的一个突起,称为联合突,主要由第三鳃弓形成。以后联合突向前生长,与舌的前2/3联合,形成舌的后1/3,即舌根。联合线处形成一人字形浅沟,称为界沟。

奇结节被侧舌隆突掩盖后,上皮沿中线向深部增生,形成管状上皮条索,称为甲状舌管。第7周时甲状舌管增生至颈部甲状软骨处,迅速发育成甲状腺。之后,甲状舌管逐渐退化消失,仅在其发生处的舌背表面留有一个浅凹,即为舌盲孔,位于界沟的前端。

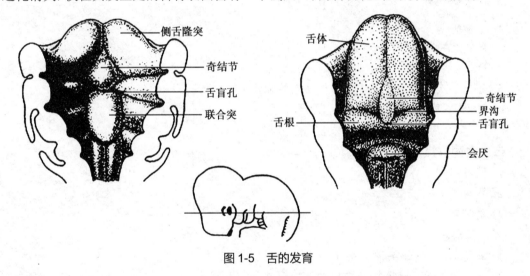

图1-5 舌的发育

胚胎发育第7周,随着舌的发育,枕部肌节细胞已经分化并向前方迁移,形成舌部肌组织。舌肌的长入,使舌的体积逐渐增大、前伸,其前端与下颌分开形成舌尖。胎儿第9～11周,舌背黏膜逐渐分化出各种类型的舌乳头。胎儿第5个月时,舌根黏膜中分化出大量的淋巴组织,形成舌扁桃体。

## 二、舌的发育异常

1. 异位甲状腺和甲状舌管囊肿 甲状舌管在下降途中的任何部位发生滞留,均可能形成异位甲状腺。若甲状舌管未退化,其残留部分可形成甲状舌管囊肿。

2. 菱形舌 在舌盲孔前方,有时可见到小块菱形或椭圆形红色区域,无舌乳头或舌乳头不同程度萎缩,称为正中菱形舌。过去认为是舌发育时,奇结节未消失残留所致,对健康无害。但近年来研究证实,正中菱形舌与局限性慢性真菌感染,特别是白色念珠菌感染有关。

(唐瑞平)

**练习题**

## 一、选择题

1. 面部是由哪些结构发育形成的
   A. 额鼻突和舌弓　　　　B. 额鼻突和下颌弓　　　　C. 下颌弓和上颌弓
   D. 鳃弓和咽囊　　　　　E. 联合突和奇结节

2. 上唇正中裂是由于
   A. 上、下颌突未联合或部分联合
   B. 单侧球状突与同侧上颌突未联合或部分联合
   C. 两侧上颌突在中缝处未联合
   D. 双侧球状突未联合或部分联合
   E. 双侧下颌突在中缝处未联合或部分联合

3. 上、下颌突联合过多可形成
   A. 横面裂　　　　　　　B. 斜面裂　　　　　　　C. 大口畸形
   D. 小口畸形　　　　　　E. 颌裂

4. 下列面部发育异常中最常见的是
   A. 上唇正中裂　　　　　B. 下唇唇裂　　　　　　C. 上唇单侧裂
   D. 上唇双侧裂　　　　　E. 斜面裂

5. 面部各突起联合完毕，颜面初具人的面形，是在胚胎的
   A. 第 6 周　　　　　　　B. 第 7 周　　　　　　　C. 第 8 周
   D. 第 9 周　　　　　　　E. 第 10 周

## 二、名词解释

1. 鳃弓
2. 唇裂
3. 前腭突

## 三、简答题

1. 胚胎第 3 周末，头颈部形成哪些突起？
2. 上、下唇分别由哪些突起形成？唇裂是如何形成的？
3. 简述腭的发育过程。

# 第二章 牙的发育

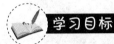 

了解：牙胚的发生和分化；牙体及牙周组织的形成；牙的萌出及替换过程。

牙及其支持组织是由上下颌突和额鼻突的外胚间充质发育而来，牙的发育是一个长期、复杂的生物学过程。所有牙的发育过程是相似的。乳牙从胚胎第 2 个月开始发生，到 3 岁多牙根完全形成。以乳中切牙为例，从开始发生到牙根完全形成，需要 2 年左右的时间。恒牙胚的发育晚于乳牙胚，发育时间也更长，如恒中切牙则需 10 年左右的时间才能完成。

牙的发育是一连续过程，包括牙胚的发生，组织的形成和萌出。这一过程不仅发生在胚胎生长期，而且可持续到出生之后（图 2-1）。

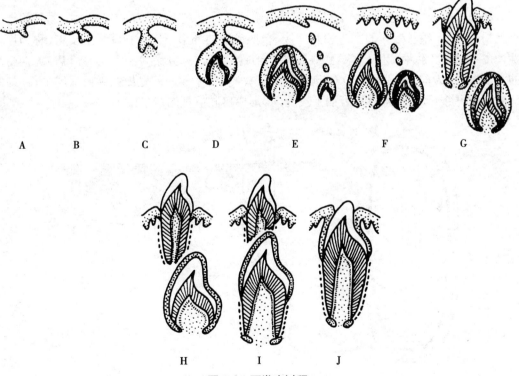

图 2-1 牙发育过程

A. 牙板 B. 牙蕾 C. 帽状期 D. 钟状期 E. 乳牙牙体组织形成、恒牙胚形成 F. 乳牙牙冠形成、恒牙牙体组织形成 G. 乳牙萌出 H、I. 乳恒牙交替 J. 恒牙萌出

# 第一节 牙胚的发生和分化

## 一、牙板的发生及牙胚形成

牙的发生和发育是一个复杂的上皮与间充质相互作用的过程。在胚胎的第 5 周，覆盖在原始口腔的上皮由两层细胞组成，外层是扁平上皮细胞，内层为矮柱状的基底细胞（图 2-2）。

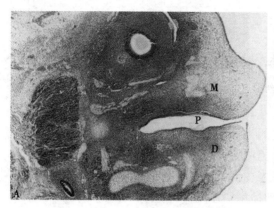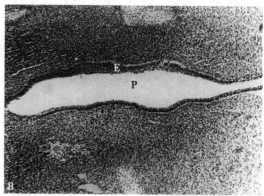

**图2-2 牙早期发育征象**

A. 人胚胎矢状切面：原始口腔形成 M：上颌突 D：下颌弓 P：原始口腔
B. 高倍镜下原始口腔衬以双层细胞构成的上皮 E：局部上皮增厚，形成原发性上皮带 P：原始口腔

在未来的牙槽突区，深层的外胚间充质组织诱导上皮增生，开始仅在上下颌弓的特定点上局部增生，很快增厚的上皮相互连接，依照颌骨的外形形成一马蹄形上皮带，称为原发性上皮带。在胚胎第 7 周，这一上皮带继续向深层生长，并分叉为两个：向颊（唇）方向生长的上皮板，称为前庭板；位于舌（腭）侧的上皮板，称为牙板。前庭板继续向深层生长，与发育的牙槽嵴分开，此后前庭板表面上皮变性，形成口腔前庭沟（图 2-3）。

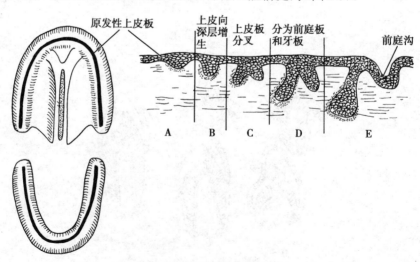

**图2-3 牙板和前庭板的发育**

A. 口腔上皮向深层增生形成牙板 B. 牙蕾形成 C. 上皮板分裂为两个
D. 向侧方生长的是前庭沟 E. 上皮变性后形成前庭沟

牙发育起始阶段最显著的表现是在未来牙的位置，牙板上局部区域上皮向深层的结缔组织内延伸形成牙胚。牙胚由三部分组成：①成釉器，起源于口腔外胚层，形成釉质；②牙乳头，起源于外胚间充质，形成牙髓和牙本质；③牙囊，起源于外胚间充质，形成牙骨质、牙周膜和固有牙槽骨。

**考点提示**

牙胚的构成

## 二、成釉器的发育

在牙胚发育中，成釉器的发育是一个连续的过程，根据形态变化可分为三个时期：蕾状期、帽状期和钟状期。

### （一）蕾状期

蕾状期在胚胎第 8 周，此期构成的细胞呈立方形或矮柱状，似基底细胞。其下方及周围的外胚间充质细胞尚未分化，但排列密集，包绕在蕾状期成釉器周围（图 2-4）。

成釉器发生时间并非一致，所有乳牙牙胚在胚胎第 10 周发生，其中乳切牙、乳尖牙、第一乳磨牙和第二乳磨牙发育最早；恒牙胚在胚胎第 4 个月时形成。

### （二）帽状期

帽状期在胚胎第 9～10 周，成釉器继续生长，体积增大。其底部内陷，形如帽子，称为帽状期成釉器。凹陷区内由增生密集的外胚间充质所充填。此时，成釉器细胞已开始分化，形成三层细胞：位于成釉器周边的一单层立方状细胞，借牙板与口腔上皮相连续，称为外釉上皮层；位于成釉器凹面的一层矮柱状细胞，与牙乳头相邻，称为内釉上皮层；内、外釉上皮之间为排列疏松的星形细胞，细胞间突起彼此相接呈网状，称为星网状层。其网眼内充满蛋白性液体（图 2-5）。

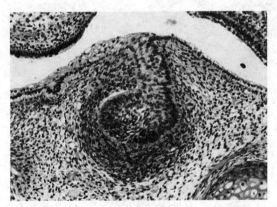

图 2-4　蕾状期成釉器牙板末端膨大呈花蕾状

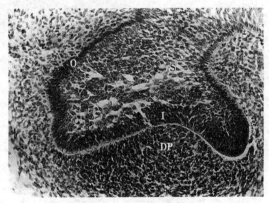

图 2-5　帽状期成釉器
O：外釉上皮层　　S：星网状层　　DP：牙乳头
I：内釉上皮层

### （三）钟状期

钟状期在胚胎的第 11～12 周，体积进一步增大，底部凹陷加深，形似吊钟，故称为钟状期成釉器。此期成釉器在原有基础上继续发育，外釉上皮形成许多褶，褶之间的牙囊间充质细胞富含毛细血管，可为成釉器的代谢活动提供营养；内釉上皮细胞开始分化为成釉细胞，逐渐变成高柱状，细胞核远离基底膜；星网状层体积增大，细胞排列更稀疏。在内釉上皮与星网状层之间,又形成了 2～3 层扁平细胞,称为中间层(图 2-6)。钟状期末,成釉器发育成熟,凹陷区形状已确定,即为最终形成的牙冠大小与形状。

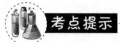

考点提示

成釉器的发育过程及各期成釉器的特点

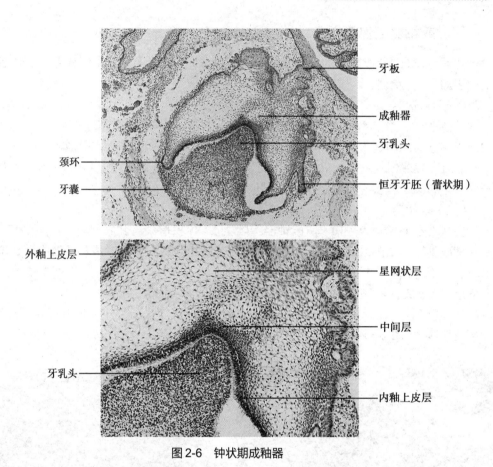

图 2-6　钟状期成釉器

### 三、牙乳头的发育

随着成釉器的发育,牙乳头也逐渐成熟。在钟状期,成釉器凹陷部所包围的外胚间充质组织增多、细胞密集、血管增多,并出现细胞的分化。在内釉上皮的诱导下,牙乳头外层细胞分化为高柱状的成牙本质细胞。随着成熟的成牙本质细胞不断分泌牙本质,相应部位的牙乳头逐渐成熟,其内部细胞出现分化,并伴有血管和神经的长入,这部分组织称为牙髓。

### 四、牙囊的发育

在成釉器的牙乳头周围,外胚间充质组织增殖,形成环状排列的致密结缔组织层,称为牙囊。牙囊内的细胞功能并非完全均一,其中包括具有自我更新和分化功能的干细胞,其在牙根及牙周组织的形成中发挥了关键作用。

## 五、牙板的结局

在帽状期时，牙板与成釉器有广泛的联系，到钟状期末，牙板被间充质侵入而断裂，并逐渐退化和消失，成釉器与口腔上皮相分离。部分残留的牙板上皮细胞团未能正常退化，以上皮岛或上皮团的形式存在于颌骨或牙龈中（图2-7），形成上皮剩余。在某些情况下，残留的牙板上皮可成为牙源性上皮性肿瘤或囊肿的起源，也可能被重新激活而形成额外牙。

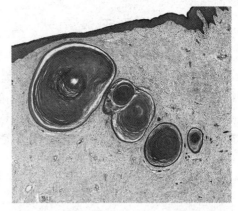

图 2-7 牙龈结缔组织中可见残余的牙板上皮，并有角化，形成上皮珠

 小知识

　　婴儿出生后不久，偶见牙龈上出现米粒大小的白色突起，俗称"马牙"。这是牙板上皮残留并角化所致，对婴儿无碍，可随生长自行脱落。我国有些地区民间流行的一种用黑布摩擦使其脱落的方法，既不科学又易导致感染。

# 第二节　牙体及牙周组织的形成

牙体硬组织的形成从生长中心开始。前牙的生长中心位于切缘和舌侧隆突的基底膜上；磨牙的生长中心位于牙尖处。釉质和牙本质在形成过程中有严格的规律性。成牙本质细胞先形成一层牙本质并向牙髓中央后退，紧接着成釉细胞分泌一层釉质并向外周后退，如此交叉进行，层层沉积，以达到牙冠的厚度，并形成相应的牙冠形态（图2-8）。

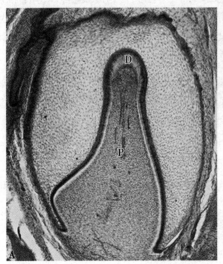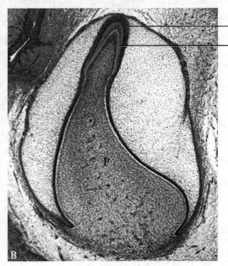

釉质
牙本质

图 2-8　牙体组织的形成
A. 钟状晚期，首先在牙切缘处形成一层牙本质　B. 在牙本质的表面形成釉质，牙本质与釉质交叉形成　P：牙乳头　D：牙本质

13

## 一、牙本质的形成

成釉器钟状期末，在内釉上皮的诱导下，牙乳头外层细胞分化为高柱状的成牙本质细胞。该细胞向釉牙本质界侧伸出一个突起，由此突起向胞外分泌胶原和基质，构成未矿化的细胞间质。同时，细胞向牙乳头中央退缩，突起伸长被埋在细胞间质中，形成成牙本质细胞突起。以上过程是从牙生长中心开始，然后沿着牙尖斜面逐渐向牙颈部进行（图2-9）。随着牙本质的沉积，牙乳头逐渐缩小。牙本质形成达到一定量时，开始有规律的沉积和矿化。

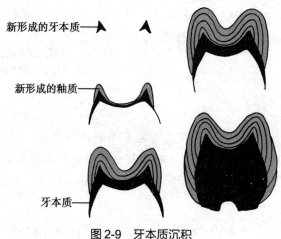

新形成的牙本质——

新形成的釉质——

牙本质——

**图2-9　牙本质沉积**
在牙尖部牙本质呈圆锥状有节律的沉积

## 二、釉质的形成

当牙本质形成后，内釉上皮细胞分化成有分泌功能的成釉细胞。成釉细胞在近釉牙本质界一端形成短的圆锥状突起，称为成釉细胞突，即托姆斯突。此突起向外分泌釉质基质，而成釉细胞向外移动。随着釉质层厚度的增加，星网状层逐渐减少，中间层和成釉细胞逐渐向外釉上皮靠近。当牙釉质发育完成后，成釉细胞、中间层细胞和星网状层与外釉上皮细胞结合为一层鳞状上皮，覆盖在釉质表面，称为缩余釉上皮。

釉质基质矿化包括两阶段：①釉质基质形成后即达到部分矿化，矿化程度可达30%；②在进一步矿化的过程中，釉质中的大部分有机基质和水被吸收以留下空隙容纳增大的矿物盐晶体，如此反复交替，贯穿釉质矿化的全过程，使釉质最后达到96%的矿化程度。

## 三、牙髓的形成

牙乳头是产生牙髓的原始组织，当牙乳头周围有牙本质形成时才称为牙髓。随着牙本质不断地形成，成牙本质细胞向中心移动，牙乳头的体积逐渐变小，等到牙本质完全形成后，遗留的牙乳头形成富含血管和神经的结缔组织，即为牙髓。

## 四、牙根的形成

当牙冠发育即将完成时，牙根开始发育。内釉和外釉上皮细胞在成釉器的游离缘处增生合并，向内呈45°卷曲，形成一盘状结构。弯曲的这一部分上皮称为上皮隔（图2-10）。

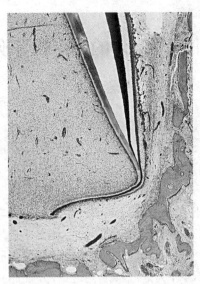

图 2-10　内、外釉上皮在颈环处增生内折形成上皮隔

　　若上皮隔围成一个孔,则形成单根牙;若上皮隔增生,形成几个舌状突起,后者融合后围成几个孔,则形成多根牙(图 2-11)。每个根以相同的速度生长,其发育过程与单根牙相同。

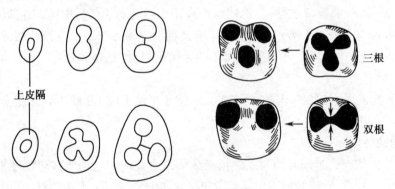

图 2-11　多根牙的形成

　　在牙根发育过程中,上皮隔的位置保持不变,牙胚逐渐向口腔方向移动,而牙冠与上皮隔之间的细胞增生延伸,形成筒状的上皮根鞘。上皮根鞘决定了牙根的数量、大小及形状。上皮根鞘形成后,其内层细胞诱导根鞘内牙乳头表层细胞分化为成牙本质细胞,并形成根部的牙本质和牙髓。

## 五、牙周组织的形成

　　支持并包绕在牙周围的组织称为牙周组织,包括牙骨质、牙周膜和牙槽骨,均由牙囊发育而来。牙周组织随着牙根的形成而发育。

　　在牙根形成的同时,牙囊细胞增生,穿过根鞘上皮进入牙根部牙本质表面,发育形成牙骨质;牙囊细胞分化出成纤维细胞,产生胶原纤维,在牙根与牙槽骨之间形成牙周膜;当牙周膜形成时,在骨隐窝的壁上和发育的牙周膜纤维束周围分化出成骨细胞,产生骨基质,形成牙槽骨。

# 第三节　牙的萌出和替换

## 一、牙的萌出

牙的萌出是指发育中的牙在牙冠形成后向𬌗平面移动，穿过骨隐窝和口腔黏膜，出现在口腔中，并达到咬合平面的一个复杂的过程。这一过程可分为三个时期：萌出前期、萌出期和萌出后期。

### （一）萌出前期

该期指牙根形成之前牙胚在颌骨内的移动。牙胚的发育与颌骨的发育是同时进行的，随着颌骨长、宽、高等各方向上的增长，颌骨内的牙胚在朝𬌗面和前庭方向移动的同时，前牙向近中方向移动，后牙向远中方向移动，从而保持牙胚与牙胚间、牙胚与颌骨间的正常位置。牙胚移动方向上的颌骨吸收，为牙胚移动创造条件，而相反方向的颌骨增生，以填补牙胚移动后的间隙。

### （二）萌出期

乳牙和恒牙的萌出是相似的，指从牙根开始发育时起，持续到牙进入口腔达到咬合接触为止，这一时期牙主要是𬌗向移动。在牙萌出的过程中，牙冠表面的组织，包括缩余釉上皮、牙囊、牙槽骨、骨膜及口腔黏膜，这些组织在压力以及酶的溶解作用下逐渐消失。此时，随着牙突破骨隐窝以及其上方结缔组织后，缩余釉上皮将与口腔上皮相接触并融合。该融合处的细胞发生凋亡，形成一个有上皮衬里的牙萌出通道，通过该通道，牙萌出时不会发生出血。

牙尖进入口腔时，牙根的形成并未完成，通常牙根仅形成 1/2 或 3/4，牙根全部形成大约需经过 2~3 年时间。

### （三）萌出后期

该期从牙到达咬合平面开始直到牙根与牙周发育完成。这期牙移动幅度很小，主要是为补偿牙𬌗面、邻面不断被磨损所出现的𬌗向移动和侧向移动。牙移动时，其周围组织也随之发生相应的改建。

## 二、乳恒牙交替

人类拥有两副牙列：乳牙列和恒牙列。随着儿童年龄的增长，乳牙的数目、大小和牙周组织的力量等，均不能适应不断长大的颌骨和增强的咀嚼力，因此要进行乳恒牙的交替。从 6 岁左右，乳牙陆续发生生理性脱落，恒牙陆续萌出，到 12 岁左右，全部被恒牙替代。

乳牙脱落是牙根被吸收，与牙周组织失去联系的结果。脱落的乳牙没有牙根，或只有极短的一段牙根，根面呈蚕食状。

乳牙根面吸收的部位，可因恒牙胚的位置而异。如恒牙牙胚位于相应乳前牙牙根近根尖 1/3 处，所以乳牙牙根的吸收是从这一部位开始（图 2-12）。而恒磨牙的牙胚位于乳磨牙牙根之间，所以乳磨牙牙根的吸收从根分叉处开始（图 2-13）。若恒牙在萌出时移动不足，导致乳牙牙根吸收不够，乳牙滞留；若恒牙从滞留的乳牙舌侧萌出，则形成双层牙。这种情况在下颌切牙多见。

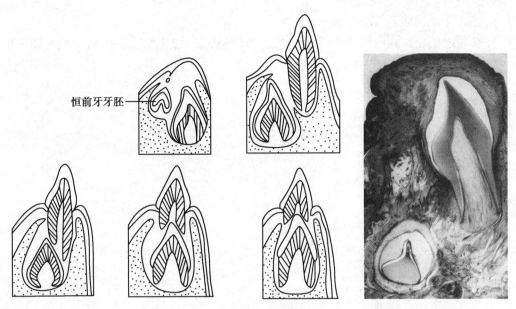

**图 2-12 牙的萌出**
恒前牙牙胚在乳牙舌侧发生,向乳牙根尖方向移动;在牙根舌侧开始吸收和萌出

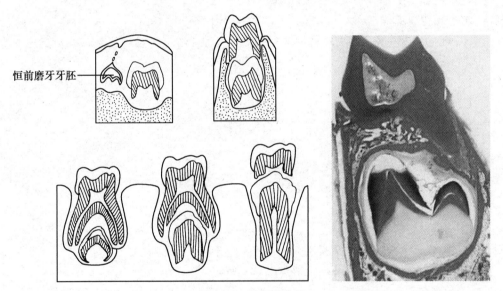

**图 2-13 乳恒牙交替**
乳磨牙从根间开始吸收,恒磨牙在乳磨牙根尖萌出

## 三、牙萌出的次序和时间

牙萌出有一定的次序,表现为以下特点:

1. 牙萌出有一定次序,萌出的先后与牙胚发育的先后基本一致。

2. 牙萌出有比较恒定的时间性,但其生理范围较宽。

3. 左右同名牙大致同时出龈。

考点提示

牙萌出的时间规律

4. 下颌牙萌出略早于上颌同名牙。

5. 牙从出现在口腔内到萌出至咬合平面一般需要1.5～2.5个月,尖牙需要的时间最长。

(刘东波)

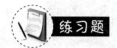 练习题

## 一、选择题

1. 牙髓是由下列哪个结构形成的

    A. 牙乳头            B. 成釉器            C. 牙板

    D. 牙囊              E. 上皮剩余

2. 下列哪项不符合钟状期成釉器的特点

    A. 体积增大,内陷加深,形如钟状     B. 细胞分化为三层

    C. 内釉上皮变成成釉细胞            D. 外釉上皮形成许多褶

    E. 星网状层体积增大

3. 在牙体组织中哪种成分是最先形成的

    A. 釉质              B. 牙本质           C. 牙骨质

    D. 牙髓              E. 牙根

4. 缩余釉上皮是

    A. 釉质发育完成后,成釉器的成釉细胞、中间层细胞和星网状层与外釉上皮细胞合并形成

    B. 牙板退化后形成

    C. 上皮根鞘断裂后形成

    D. 牙乳头形成牙本质后形成

    E. 成釉器外周间充质细胞密集而成

5. 下列关于乳恒牙交替的论述,错误的是

    A. 乳恒牙交替通常从6岁左右开始

    B. 乳牙脱落是由于牙根被吸收的结果

    C. 乳牙根开始吸收的部位与恒牙胚位置有关

    D. 乳磨牙的吸收多自牙根舌侧根尖1/3处开始

    E. 刚萌出的牙牙根尚未完全形成

## 二、名词解释

1. 托姆斯突

2. 缩余釉上皮

3. 上皮隔

## 三、简答题

1. 牙胚由哪几部分构成?分别形成哪些组织?

2. 简述成釉器的发育过程及各期成釉器的特点。

3. 简述牙萌出的时间规律。

# 第三章 牙体组织

学习目标

1. 掌握：釉质、牙本质、牙髓及牙骨质的组织结构；牙本质的增龄及反应性变化。
2. 熟悉：釉质、牙本质及牙骨质的理化特性；牙髓的功能；牙骨质的生物学特性。

牙体组织是构成牙的所有组织的总称，包括釉质、牙本质、牙骨质三种硬组织和一种软组织——牙髓。

牙本质构成牙的主体，釉质覆盖于冠部牙本质的表面，牙骨质覆盖在根部牙本质的表面。牙本质的中央有一空腔，称为髓腔。充满髓腔的疏松结缔组织即为牙髓，其血管和神经通过狭窄的根尖孔与牙周组织相通。釉质和牙本质相交的面称为釉牙本质界，牙本质和牙骨质相交的面称为牙本质牙骨质界（图 3-1）。

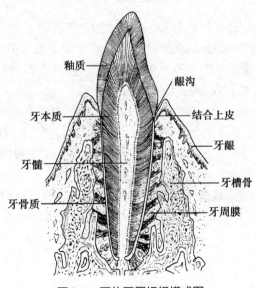

图 3-1 牙体牙周组织模式图

## 第一节 釉 质

釉质是覆盖于牙冠表面的高度矿化组织，对咀嚼压力和摩擦力具有高度耐受性。釉质结构中无细胞、血管，损伤后也无再生能力。随着年龄的增长，釉质不断被磨耗而变薄。

## 一、理化特性

1. **外观** 釉质外观呈乳白色或淡黄色,其颜色与釉质的矿化程度和厚度有关,矿化程度越高,釉质越透明,其深部牙本质的黄色越容易显现而呈淡黄色;矿化程度低则透明度差,牙本质颜色不能透过而呈乳白色。乳牙釉质的矿化程度较低,故呈乳白色。

2. **形态** 釉质形似帽状,罩于牙冠表面,形成厚薄不均的保护层。恒切牙切缘和恒磨牙牙尖处的釉质最厚,约2~2.5mm,至牙颈部逐渐变薄,呈刀刃状。乳牙的釉质较薄,仅为0.5~1mm左右。在釉质的咬合面,有深浅不等的小点隙和狭长的裂沟,称为窝沟(图3-2)。窝沟内易积存食物残渣和细菌,不易清洁,常为龋病的始发部位。

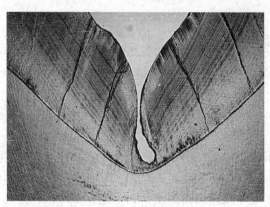

**图3-2 釉质咬合面窝沟(牙纵磨片)**
沟底接近釉牙本质界

3. **硬度** 釉质是人体最坚硬的组织,其硬度约为洛氏硬度值296KHN,相当于牙本质硬度(68KHN)的5倍,具有较强的耐磨损性,是深部牙本质的保护层。

4. **组成** 成熟的釉质重量的96%~97%为无机物,其余为有机物和水。按体积计,无机物占总体积的86%,有机物占2%,水占12%。

釉质无机物含量高、硬度高、脆性大,但其深部的牙本质有一定的弹性,可在釉质承受咀嚼力时缓冲压力以降低其易折性。由于釉质有机物含量极少,在常规石蜡包埋切片时,经酸脱矿后,难以保持形态,故无法用常规组织学方法观察,一般采用磨片观察釉质组织学结构。

釉质中无机物成分是钙、磷离子和羟基磷灰石$[Ca_{10}(PO_4)_6(OH)_2]$晶体,此晶体中含有较多碳酸盐和氟、氯、钠、镁、锶、锌、铅等元素,这些以离子形式存在的元素使羟基磷灰石晶体变得不稳定。

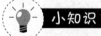 小知识

　　釉质中的某些微量元素如氟,具有耐龋潜能。氟离子可进入羟基磷灰石晶体结构中,使釉质结构变得更为稳定,增强釉质对酸的抵抗力,有防龋作用,故临床上常用适量的氟化物来增强釉质的抗龋能力。

成熟釉质中的有机物不足1%,主要是蛋白质和脂类。釉质中的水以结合水和游离水两种形式存在。

## 二、组织结构

### （一）釉质的基本结构——釉柱

1. 排列特点　釉质的基本结构是釉柱，为细长的柱状结构，起自釉牙本质界，呈放射状贯穿釉质全层。但在窝沟处，釉柱从釉牙本质界向窝沟底部集中；牙颈部的釉柱几乎呈水平状排列（图3-3）。釉柱的直径平均为4～6μm，由于釉质表面积比釉牙本质界处宽大，因此，釉柱的直径在表面较深部为大。釉柱全程并非完全直线，近牙表面的1/3一般较直，称为直釉；近釉牙本质界的内2/3常弯曲缠绕，特别是在切缘及牙尖处更明显，称为绞釉，可增加釉质对咬合力的抵抗（图3-4）。

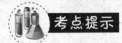
**考点提示**
釉质的基本结构是釉柱

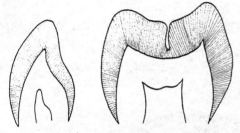

图3-3　釉柱排列方向模式图

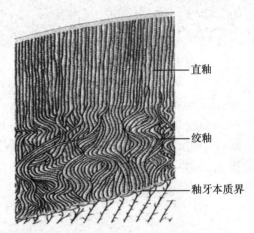

直釉

绞釉

釉牙本质界

图3-4　直釉与绞釉模式图

💡 **小知识**

掌握釉柱的排列方向，在临床上具有一定的意义。绞釉的排列方式可防止釉质咀嚼时发生劈裂。当手术切割釉质时，施力方向应尽量与釉柱的排列方向一致。在治疗龋病制备窝洞时，应去除失去牙本质支撑的悬空釉柱，否则充填后，悬空的釉质受压容易碎裂，使窝洞边缘产生裂隙，导致继发龋的发生。

2. 剖面形态　光镜下釉质纵断面可见釉柱和柱间质（图3-5）。釉柱的横断面光镜下呈鱼鳞状（图3-6），电镜下釉柱呈球拍状（图3-7），有一个似圆形较大的头部和一个较细长的尾部，相邻釉柱以头尾相嵌的形式排列。釉柱由许多排列呈一定方向的扁六棱柱形的羟基磷灰石晶体组成，晶体之间有少量有机物，由于晶体的排列方向不同即形成光镜下釉柱与釉柱鞘的形态。

3. 无釉柱釉质　在近釉牙本质界最先形成的釉质和多数乳牙及恒牙表层约20～100μm

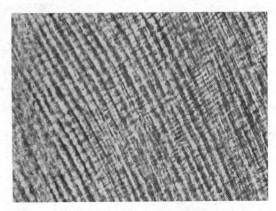

图3-5　光镜观釉柱纵断面

21

厚的釉质中,光镜下看不到釉柱的结构,称为无釉柱釉质。电镜下可见该处羟基磷灰石晶体相互平行排列。

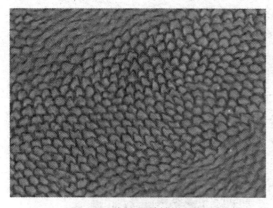 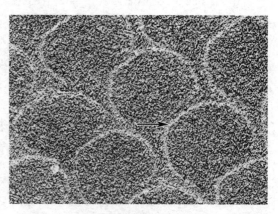

图 3-6 光镜观釉柱横断面   图 3-7 电镜观釉柱横断面(箭头示釉柱鞘)

### (二)与釉质节律性生长相关的结构

1. 横纹 光镜下观察,釉柱纵断面可见与釉柱长轴相垂直的规律性间隔的细线,透光性低,称为横纹(图 3-8)。横纹的分布使釉柱的形状像梯子(图 3-5),间距约为 4μm,相当于釉质形成期间每日形成釉质的量,是釉质节律性发育的痕迹。横纹处矿化程度稍低,故釉质脱矿或矿化不良时横纹明显。

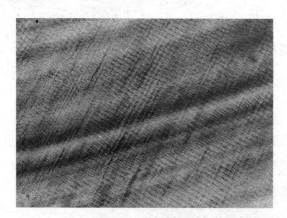

图 3-8 釉柱横纹

2. 釉质生长线 又名芮氏线,低倍镜下观察釉质横磨片,釉质生长线呈深褐色同心环状,与树木横断面年轮相似(图 3-9)。在纵磨片中,生长线围绕牙尖部呈环状排列,近牙颈处渐呈斜行线(图 3-10)。釉质生长线形成机制类似于釉柱横纹,为釉质周期性生长速率改变所致。但生长线的间距较大,约代表 5~10 天釉质沉积的厚度。生长线在发育不良的牙更为明显,是研究釉质发育状况的一个标志。

3. 新生线 在乳牙和第一恒磨牙的磨片上,常可见一条加重了的生长线,这是由于乳牙和第一恒磨牙的釉质一部分在胎儿期形成,一部分形成于出生后。在婴儿出生时,由于环境和营养的变化,釉质的发育一度受到了干扰,遗留下一条特别明显的生长线,称为新生线。

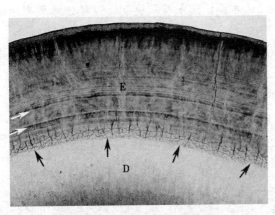

图3-9　釉质生长线（牙横磨片）

E：釉质　D：牙本质，白箭头示釉质生长线，黑箭头示釉牙本质界

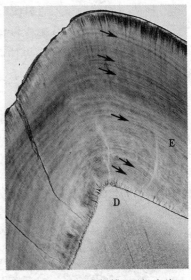

图3-10　釉质生长线（牙纵磨片）

E：釉质　D：牙本质，箭头示釉质生长线包绕牙尖部环形排列

4．釉面横纹　肉眼或放大镜观察，釉质表面有许多呈平行排列并与牙长轴垂直的浅纹，间隔30～100μm，在牙颈部尤为明显（图3-11），是釉质生长线到达牙表面的位置。釉柱横纹、釉质生长线及釉面横纹代表牙齿节律性生长发育现象。

（三）釉质的特殊结构

1．釉板　垂直于牙面的薄层板状结构，起自釉质表面向釉牙本质界延伸，部分可达牙本质，在磨片中观察呈深褐色裂隙状结构（图3-12）。一般认为，釉板是由于釉质发育时期某种原因引起的应力改变，使釉质发生了折裂，结缔组织或有机物进入而形成。釉板是釉质的营养通道，但由于釉板内有机物含量较多，特别是窝沟底部及牙邻面的釉板，被认为是病原菌侵入、龋发展的有利通道。

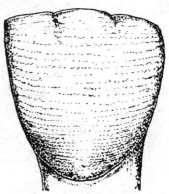

图3-11　釉面横纹模式图

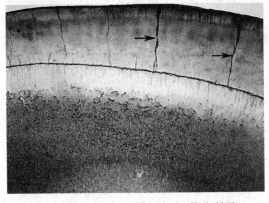

图3-12　釉板（釉质横断磨片，箭头所示）

2. 釉丛 起自釉牙本质界向釉质散开,形似草丛状,呈褐色,高度约为釉质厚度的1/4~1/3。一般认为釉丛是部分矿化钙化不良的釉柱相互重叠而成的,是釉质的薄弱区。

3. 釉梭 起自釉牙本质界伸向釉质内的纺锤状突起,呈黑色,在牙尖及切缘部位多见(图3-13)。一般认为釉梭是釉质发育早期,成牙本质细胞的胞质突起穿过釉牙本质界包埋在釉质中的末端膨大。

4. 釉牙本质界 是釉质与牙本质的交界面。它不是一条直线,而是由许多小的弧形相连线而成,似连续贝壳状,弧形线凸面突向牙本质,凹面向着牙釉质(图3-14)。这种连接方式增大了釉质与牙本质的接触面,将两者牢固地结合在一起。

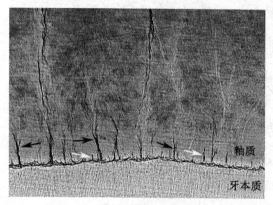

图 3-13 釉丛、釉梭(牙横断磨片)
黑箭头示釉丛,白箭头示釉梭

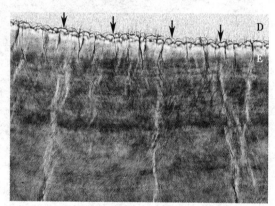

图 3-14 釉牙本质界(牙纵断磨片)
E:釉质 D:牙本质

釉质结构中虽然无细胞、无血液循环,但仍有一定的代谢活力。釉质羟基磷灰石晶体间的微细缝隙,以及釉板、釉丛、釉梭、釉牙本质界等有机物含量较多的结构,形成了釉质的营养通道。营养物质既可从牙髓经牙本质进入釉质,又可从唾液进入釉质。随着年龄的增长,有机物等进入釉质内沉积,釉质通透性下降,颜色变深,釉质代谢能力降低。牙髓坏死时,釉质失去营养来源丧失正常光泽,变为灰黑色,质脆易裂。

# 第二节 牙 本 质

牙本质是构成牙主体的硬组织,其围成的髓腔内有牙髓,冠部表面覆盖釉质,根部覆盖牙骨质。牙本质其主要功能是保护其内部的牙髓和支持其表面的釉质。牙本质和牙髓在胚胎发生、组织结构和功能上关系密切,故两者常合称为牙髓牙本质复合体。

## 一、理化特性

1. 颜色 牙本质的颜色与年龄和牙髓活力有关,通常为淡黄色,随着年龄的增长和牙髓活力的降低,颜色变深。

2. 硬度 牙本质的硬度比釉质低,比骨组织稍高,平均约为洛氏硬度值68KHN。牙本质有一定的弹性,为釉质提供了一个良好的缓冲环境。

3. 组成 牙本质有良好的渗透能力,组织液和牙局部微环境中的许多液体介质和离子可通过牙本质。成熟牙本质所含的无机物约占重量的70%,有机物占20%,水占10%。按体积计算,无机物占总体积的50%,有机物占30%,水占20%。

牙本质的无机物主要也是羟基磷灰石晶体,但其晶体比釉质中的小,而与骨和牙骨质中的相似。有机物主要为Ⅰ型胶原蛋白。微量元素有碳酸钙、氟化物、镁、锌、金属磷酸盐和硫酸盐。

## 二、组织结构

### (一)牙本质的基本结构

牙本质主要由牙本质小管、成牙本质细胞突起和细胞间质所组成。

1. 牙本质小管　牙本质小管为贯通牙本质全层的管状结构,小管内有组织液和一定量的成牙本质细胞突起。

牙本质小管自牙髓表面向釉牙本质界呈放射状排列,在牙尖部及根尖部小管较直,而在牙颈部则呈"～"形弯曲(见图3-1)。

牙本质小管近牙髓端较粗,直径约为2.5μm,越近牙本质表面越细,近表面小管直径约为1μm,且排列稀疏。牙本质在近髓侧和近表面每单位面积内小管数目之比约为2.5:1。

牙本质小管自牙髓向表面沿途发出许多分支,并与邻近牙本质小管的分支互相吻合,形成复杂的网管结构(图3-15)。牙根部牙本质小管分支的数目比牙冠部的多。

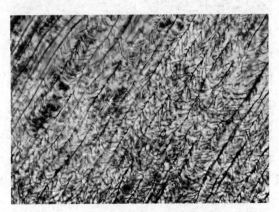

图3-15　牙本质小管分支(牙磨片浸银染色)

2. 成牙本质细胞突起　是成牙本质细胞的胞质突,该细胞体位于牙髓近牙本质侧,单层整齐排列。每个细胞的突起伸入到牙本质小管内,并在其整个行程中分出许多细小分支,且伸入到牙本质小管的相应分支中,与邻近的突起分支相联系(图3-16)。

成牙本质细胞突起和牙本质小管之间存在小的空隙,称为成牙本质细胞突周间隙。间隙内含组织液和少量有机物,是牙本质物质交换的主要通道。

3. 细胞间质　牙本质的细胞间质是矿化的间质,其中有细小的胶原纤维,主要是Ⅰ型胶原。胶原纤维的排列多与牙本质小管垂直而与牙面平行,且彼此交织成网状。

### (二)牙本质的矿化差异

牙本质矿化是不均匀的,因其矿化的差异而出现以下结构:

1. 管周牙本质　围绕成牙本质细胞突起周围的间质,构成牙本质小管的管壁,称为管周牙本质(图3-17)。其矿化程度比其余部分高,含胶原纤维极少。

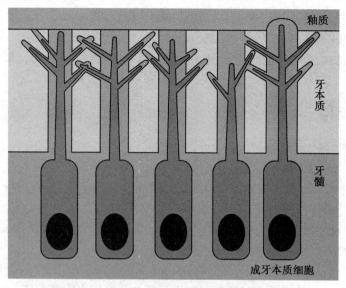

图 3-16　成牙本质突起与牙本质小管模式图

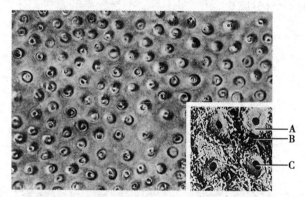

图 3-17　牙本质小管的横断面（右下插图为扫描电镜观察）
A. 管周牙本质　B. 管间牙本质　C. 牙本质小管

2. 管间牙本质　位于管周牙本质之间，构成牙本质的主体，称为管间牙本质（图 3-17）。其矿化程度较低，含胶原纤维较多。

3. 球间牙本质　牙本质的矿化主要是球形矿化，由很多钙质小球融合而成。在牙本质矿化不良时，钙质小球之间遗留一些未被矿化的区域，这些未矿化的区域称为球间牙本质。其中可有牙本质小管和成牙本质细胞突起通过，但没有管周牙本质结构。球间牙本质主要见于牙冠部近釉牙本质界处，沿牙本质的生长线分布，边缘呈凹形，大小不一，形态不规则，像许多堆积在一起的球体之间的空隙（图 3-18）。氟牙症和维生素 D 缺乏时，球间牙本质明显增多。

4. 生长线　牙本质的形成是从釉牙本质界处的牙尖开始，有节律地成层沉积。牙本质生长线是与牙本质小管垂直的间歇线纹（图 3-19），其形成原因与釉质生长线相似。

5. 新生线　在乳牙和第一恒磨牙，其牙本质也因部分形成于出生前，部分形成于出生后，故两者之间有一条明显的生长线，称为新生线。

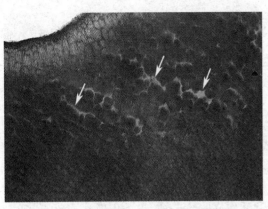

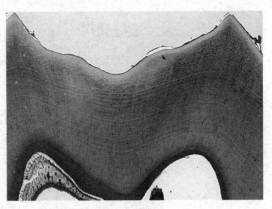

图 3-18　球间牙本质（牙切片，箭头所示）　　　　　图 3-19　牙本质生长线（磨牙切片）

6. 托姆斯颗粒层　在光镜下观察牙纵磨片时，可见根部牙本质接近牙骨质处，有一层颗粒状未矿化区（图 3-20），称为托姆斯颗粒层。关于其形成原因，有人认为是成牙本质细胞突起末端膨大、扭曲而成；也有人认为是矿化不全所致。

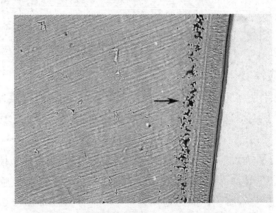

图 3-20　托姆斯颗粒层（牙纵磨片，箭头所示）

7. 前期牙本质　牙本质一生中始终在形成，是一个有序的过程，即在成牙本质细胞和矿化牙本质之间，总会有一层刚形成而尚未矿化的牙本质，称为前期牙本质（图 3-21）。前期牙本质与矿化牙本质之间有明显的界限，且前期牙本质内可见钙质小球。

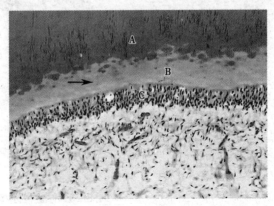

图 3-21　前期牙本质（牙切片，箭头所示）
A. 钙化牙本质　B. 前期牙本质　C. 成牙本质细胞层

## 三、增龄及反应性变化

牙本质是有神经、有活力的组织，随着年龄增长牙本质不断形成。受到外界病理性刺激时，牙本质会产生相应的防御性变化。

### （一）牙本质的增龄性变化

在生理情况下，按牙本质形成的时期不同，将其分为原发性牙本质和继发性牙本质。

1. 原发性牙本质　指在牙发育过程中形成的牙本质，构成了牙本质的主体。在冠部者称为罩牙本质；在根部者称为透明层。在罩牙本质和透明层内侧大部分区域的牙本质称为髓周牙本质。

2. 继发性牙本质　当根尖孔形成、牙与对颌牙建立咬合关系时，牙的发育完成。此后，牙本质仍继续不断地形成，但速度变慢，这种牙本质称为继发性牙本质（图 3-22）。继发性牙本质小管走向稍水平，与原发性牙本质之间常有一明显的分界线。继发性牙本质在髓腔各个部位的形成速度不一致，在髓室顶部和底部的形成速度较侧壁的快。随着继发性牙本质的不断形成，髓腔会逐渐缩小。继发性牙本质上是一种牙本质的增龄性改变。

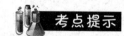

考点提示

牙本质的增龄性变化——
继发性牙本质

### （二）牙本质的反应性变化

牙在人的一生中由于咀嚼、刷牙等机械性摩擦，常可造成釉质及牙本质组织的缺损，称磨损。当磨损或龋进展到牙本质时，牙髓牙本质复合体中的可形成牙本质的母体细胞会形成一系列的防御性和反应性变化。

1. 修复性牙本质　又称反应性牙本质或第三期牙本质。当釉质因磨损、酸蚀或患龋病时，使深部牙本质暴露，在暴露牙本质相对应的髓腔壁上，牙本质细胞受到刺激后新形成的一些牙本质，称为修复性牙本质（图 3-23）。

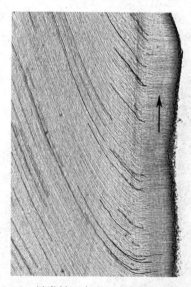

图 3-22　继发性牙本质（牙纵磨片，箭头所示）

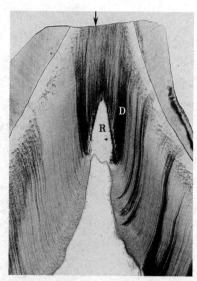

图 3-23　修复性牙本质与死区（牙纵磨片）
R：修复性牙本质　D：死区，箭头示磨耗所致牙本质暴露

修复性牙本质的形成速度很快，可将成牙本质细胞体包埋在间质中，之后细胞变性在该处留下一空隙，很像骨组织，因此又称为骨样牙本质。修复性牙本质内小管的数目明显减少，且小管排列不规则，并有明显的弯曲，有的区域甚至没有小管，故又称为不规则牙本质。

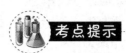

考点提示

牙本质的反应性变化——
修复性牙本质

修复性牙本质的产生，可增加外界到髓腔的距离，阻挡外界刺激的深入，是一种积极的防御反应，对牙髓有一定的保护作用。

2.透明牙本质 成牙本质细胞受到磨损等缓慢刺激的影响，除形成修复性牙本质外，成牙本质细胞突起还会发生变性，之后矿物盐沉积封闭牙本质小管，可以阻挡或缓冲外界的刺激传入牙髓，对牙髓也有一定保护作用。当小管矿化封闭后，其折光率与小管周围间质的折光率一致，在牙磨片上呈均质透明状，故称为透明牙本质。

3.死区 牙受磨损、酸蚀或龋等较重的刺激时，牙本质小管内的成牙本质细胞突起逐渐发生变性、分解，使小管内充满空气，在透射光显微镜下观察时，这部分牙本质呈黑色，称为死区。此区的敏感度减低，周围常有透明牙本质围绕，在髓腔侧还可见修复性牙本质形成（图3-23）。

在正常牙本质的干燥磨片中，由于成牙本质细胞突起的分解，小管被空气所充满，也可出现像死区一样的变化，但与其相对应的髓腔壁上，没有修复性牙本质形成。

# 第三节 牙 髓

牙髓是位于牙本质所围成的髓腔内的疏松结缔组织，其血管、神经和淋巴管通过根尖孔与根尖部的牙周组织相连（图3-1）。随着年龄的增长，牙髓活力逐渐降低，出现退行性变。

## 一、组织结构

牙髓是一种疏松结缔组织，它由细胞、纤维、血管、淋巴管、神经和其他细胞外基质等组成。随着年龄的增长，牙髓中细胞成分逐渐减少，而纤维成分逐渐增加。牙髓组织可分为四层：①紧接前期牙本质的一层为成牙本质细胞层；②成牙本质细胞层内侧的细胞相对较少，牙冠部较明显，此层称为无细胞层；③无细胞层的内侧的细胞密集，称为多细胞层；④牙髓中央区细胞分布比较均匀，富含血管和神经，此层称为固有牙髓或髓核（图3-24）。

### （一）细胞

1.成牙本质细胞 位于牙髓周边，紧接前期牙本质。细胞呈柱状，似栅栏状整齐排列。成牙本质细胞顶端有一细长的突起伸入牙本质小管内，故成牙本质细胞层实际上是由成牙本质细胞的胞体构成。由于成牙

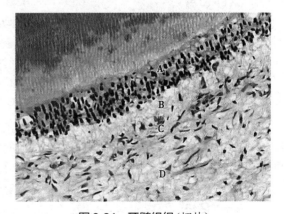

图3-24 牙髓组织（切片）
A.成牙本质细胞层 B.无细胞层 C.多细胞层
D.髓核

本质细胞彼此拥挤，细胞核不在同一水平，在光学显微镜下，成牙本质细胞似由3～5层构成。在整个牙髓中，成牙本质细胞的形状并不完全一致，在年轻恒牙的牙冠部为高柱状细胞；在牙根中部逐渐变为立方形细胞；接近根尖部的成牙本质细胞为扁平状。成牙本质细胞的功能是形成牙本质。

2. 成纤维细胞　是牙髓中的主要细胞，又称为牙髓细胞。细胞呈星形，胞质突起互相连接，核染色深、胞质淡染、均匀。成纤维细胞的数量、形态反映牙髓组织的功能与活性。随着年龄的增长，牙髓中成纤维细胞数量减少，形态呈扁平梭形，细胞器减少，合成和分泌胶原的能力下降。

成纤维细胞在创伤修复机制中有非常重要的作用。在适当的刺激下，成纤维细胞可增生、分化为新的成纤维细胞或成牙本质细胞。

3. 巨噬细胞　常位于小血管和毛细血管周围，形态呈较大的椭圆形或梭形，胞核染色深。巨噬细胞在成纤维细胞更新时，吞噬死亡的细胞，也在炎症时发挥作用。

4. 未分化间充质细胞　常位于血管壁处，胞体较小，保持未分化的静止状态。此细胞为储备细胞，在受到刺激时，可分化成牙髓中的成牙本质细胞、成纤维细胞和巨噬细胞。老年人牙髓中未分化的间充质细胞较少，故再生能力差。

5. 树枝状细胞　是近年来证实的牙髓中的细胞，它与牙髓中的淋巴细胞共同构成了牙髓免疫防御系统中的重要组成部分。

6. 淋巴细胞　过去认为正常无炎症的牙髓组织中无淋巴细胞。现研究证明，T淋巴细胞是正常牙髓组织中的一种重要细胞，且是牙髓中的主要免疫反应细胞。

（二）纤维

牙髓间质内主要是胶原纤维和嗜银纤维，而弹性纤维仅见于较大的血管壁上。牙髓中的胶原纤维主要由Ⅰ型和Ⅲ型纤维所组成，纤维交织成网状。随着年龄的增长，胶原纤维的量逐渐增多。嗜银纤维又称网状纤维，为纤细的纤维，分布于牙髓细胞之间。在HE染色的切片中，嗜银纤维不能显示，只有在银染色时才能显示出黑色。在牙本质形成的早期，嗜银纤维在牙髓边缘聚集成粗大的纤维束，称为科尔夫纤维。

（三）基质

牙髓中的基质为无定型的胶样物质，富含阴离子多糖，与牙髓组织含水的性质有关。

（四）血管

牙髓内血管丰富。血管来自颌骨的牙槽动脉分支，经根尖孔进入牙髓，称为牙髓动脉。牙髓动脉沿牙髓中轴前行，沿途分出许多小支，最后在成牙本质细胞层下方形成一稠密的毛细血管丛，最后汇成牙髓静脉，与牙髓动脉伴行，出根尖孔与牙槽静脉相连。牙髓血管的特点是管壁较薄；动静脉可直接吻合；缺乏侧支循环。

（五）淋巴管

牙髓中的淋巴管起自牙髓表面，后逐渐汇集成较大的淋巴管，与血管、神经伴行，经髓核，穿出根尖孔与牙龈、牙周膜的淋巴管丛吻合。前牙的淋巴液引流入颏下淋巴结；后牙的淋巴液则引流入下颌下淋巴结和颈深部淋巴结。在光镜下，牙髓的淋巴管不易与毛细血管区别。

（六）神经

牙髓内神经很丰富。牙髓神经来自牙槽神经的分支，伴随血管从根尖孔进入牙髓，并分出很多小分支，在多细胞层附近形成神经纤维网，最后神经末梢进入成牙本质细胞突起

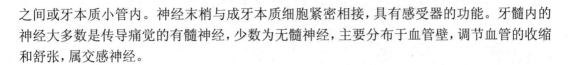

之间或牙本质小管内。神经末梢与成牙本质细胞紧密相接，具有感受器的功能。牙髓内的神经大多数是传导痛觉的有髓神经，少数为无髓神经，主要分布于血管壁，调节血管的收缩和舒张，属交感神经。

## 二、功能

牙髓的主要功能有以下几个方面：

1. 形成功能　牙髓表面的成牙本质细胞能在一生中不断形成牙本质。随着年龄的增长，由于继发性牙本质的不断形成，可使髓腔逐渐缩小。

2. 营养功能　牙髓血管除供给牙髓本身营养外，还为牙本质和釉质提供营养。如果牙髓坏死，釉质和牙本质因失去主要的营养来源而失去光泽，发生变色，且变脆、易折裂。

3. 感觉功能　牙髓内的神经对冷、热、压力或化学刺激都较敏感，但对这些刺激均表现为痛觉，这可能是由于牙髓缺乏对这些刺激的感受器。此外，牙髓神经还缺乏定位能力，因此牙髓炎患者往往不能正确指出患牙的确切部位。

4. 防御功能　牙髓一旦受到刺激，即能发生相应的反应。慢性较弱的刺激可引起相应部位的修复性牙本质形成，以阻挡或部分阻挡外界刺激的继续深入；强烈的刺激可引起炎症反应。当牙髓发生炎症时，由于牙髓内的血管壁薄，充血及渗出，使髓腔内压力增大，而牙髓周围有坚硬的牙本质包围，无法相应扩张以缓减压力，髓腔内压力明显增高，压迫牙髓神经末梢，引起剧烈的疼痛。

牙髓中的成牙本质细胞不仅形成牙本质，其细胞突起也是牙本质的组成部分；牙髓血管是供给牙本质营养的主要来源，牙髓的感觉与牙本质密切相关。同时，当牙本质受到刺激时，牙髓也会出现相应的反应，形成修复性牙本质或引起牙髓的炎症反应。因此，牙髓和牙本质关系密切，两者是一个复合体。

考点提示

牙髓的功能

# 第四节　牙　骨　质

牙骨质是覆盖于牙根表面的一层类似骨组织的矿化硬组织，是维系牙和牙周组织联系的重要结构。

## 一、理化特性

1. 颜色　牙骨质颜色淡黄，无光泽，比牙本质颜色略深。

2. 分布　牙骨质在近牙颈部较薄，在根尖部及磨牙根分叉处较厚。

3. 硬度　牙骨质与骨组织的组成相似，但其硬度低于骨和牙本质。

4. 组成　牙骨质所含无机盐约占重量的 45%～50%，有机物和水约占 50%～55%。牙骨质中的无机盐与釉质、牙本质中的一样，以钙、磷离子为主，并主要以羟基磷灰石晶体的形式存在。此外，还含有多种微量元素。有机物主要是胶原蛋白和非胶原蛋白。

## 二、组织结构

牙骨质的组织学结构与骨密质相似，由细胞和矿化的细胞间质组成。牙骨质呈层板状，内有陷窝，细胞位于陷窝内，并有增生沉积线，但牙骨质无哈弗斯系统，也无血管和神经。

### （一）无细胞牙骨质和细胞牙骨质

根据牙骨质细胞在间质中的分布情况，一般可将牙骨质组织分为无细胞牙骨质和细胞牙骨质（图3-25）。

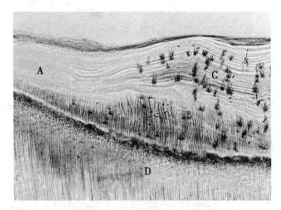

**图 3-25 牙骨质**（牙纵磨片）
A：无细胞牙骨质　C：细胞牙骨质　D：牙本质

1. 无细胞牙骨质　也称原发性牙骨质，紧贴于根部牙本质表面，比较薄，由牙骨质层板构成，无细胞，由层板状细胞间质构成。主要分布于牙颈部至近根尖 1/3 处，牙颈部往往全部由无细胞牙骨质占据。

2. 细胞牙骨质　也称继发性牙骨质，常位于无细胞牙骨质的表面，在根尖部 1/3 处可以全部为细胞牙骨质。成熟牙骨质中的细胞称为牙骨质细胞，细胞体积较小，表面有许多细小细胞突起，突起伸向牙周膜方向，借以从牙周膜吸取营养，相邻细胞突起可相互吻合。细胞在间质中占据的空间称为陷窝，突起占据的空隙称为小管。在牙磨片中，由于细胞和突起破坏、消失，故镜下所见为陷窝与小管。

牙骨质细胞间质内的纤维主要由成牙骨质细胞和牙周膜成纤维细胞产生的胶原纤维所构成。成牙骨质细胞产生的胶原纤维与牙根表面平行；牙周膜成纤维细胞产生的胶原纤维与牙根表面垂直，又称穿通纤维或沙比纤维，其作用是把牙固定在牙槽窝内。

牙骨质是分层形成的，且持续而有节律性。牙骨质基质形成层板状结构，层板之间的间隔即为生长线。

形成速度较快的牙骨质表面有一层刚形成尚未矿化的牙骨质，称为类牙骨质。形成速度较慢的部位，如牙颈部则无类牙骨质。

### （二）釉牙骨质界

釉质和牙骨质在牙颈部相接，称为釉牙骨质界。一般可观察到的连接方式有三种情况：约 60% 是少量牙骨质覆盖在釉质表面；约 30% 是釉质与牙骨质端端相接；约 10% 是釉质和牙骨质分离（图3-26），该处牙本质暴露，被牙龈覆盖。在牙龈萎缩时，暴露的牙本质易发生牙本质过敏。

### （三）牙本质牙骨质界

牙本质牙骨质界是牙本质和牙骨质的交界面，两者紧密结合，光镜下呈现一较平坦的界限。

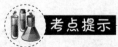

**考点提示**

釉牙骨质界的三种连接情况

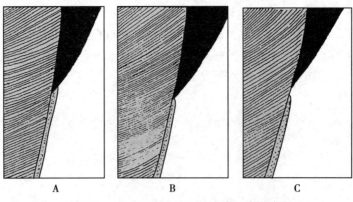

**图 3-26 釉牙骨质界的三种连接方式模式图**
A. 牙骨质覆盖釉质 B. 牙骨质和釉质端端相接 C. 牙骨质和釉质相互分离

## 三、生物学特性

1. 在生理状况下，牙骨质较牙槽骨具有更强的抗吸收能力。因此，正畸治疗时牙槽骨会不断地吸收改建，而牙骨质不会发生吸收。在生理、病理等特殊情况下，如乳、恒牙交替或根尖有炎症和创伤时，牙骨质会发生吸收，且这种吸收可波及牙本质。

2. 由于牙骨质有不断新生的特点，所以牙周膜中新形成的纤维可以借助新生的牙骨质附着于牙根；当牙的切缘与咬合面受到磨损时，也可通过根尖部牙骨质的沉积而得到一定的补偿。在牙髓病和根尖周病治疗后，通过牙骨质的新生覆盖根尖孔，重建牙体与牙周的连接关系。随着年龄增长，牙骨质会不断增厚，若牙骨质新生过度，可引起牙骨质和牙槽骨的粘连，造成拔牙困难。

（徐 欣）

 **练习题**

### 一、选择题

1. 釉质最厚的部位是
   A. 牙颈部 B. 窝沟处 C. 牙尖部
   D. 釉丛处 E. 釉板处

2. 釉质中无机物占其总重量的
   A. 1% B. 86% C. 96%～97%
   D. 12% E. 2%

3. 有关牙本质描述，错误的是
   A. 牙本质一生中都在有序形成 B. 牙本质钙化是板层状钙化
   C. 管间牙本质钙化程度较管周牙本质低 D. 牙本质小管近牙髓端较粗
   E. 磨损或龋会引起牙髓防御性反应产生修复性牙本质

4. 牙髓的功能主要包括
   A. 形成牙本质 B. 感觉功能 C. 营养功能
   D. 防御和修复 E. 以上皆是

5. 釉质和牙骨质在牙颈部的连接方式是

    A. 约30%牙骨质少量覆盖在釉质上    B. 约70%釉质和牙骨质端端相连

    C. 约10%釉质和牙骨质相互分离    D. 全部为釉质和牙骨质端端相接

    E. 约30%釉质少量覆盖在牙骨质上

## 二、名词解释

1. 球间牙本质

2. 继发性牙本质

3. 修复性牙本质

## 三、简答题

1. 试述釉柱的走行方向及临床意义。

2. 牙本质的增龄及反应性变化有哪些? 它们有何临床意义?

3. 牙髓的功能有哪些?

# 第四章 牙周组织

**学习目标**

1. 掌握：牙龈的表面解剖；牙周膜的功能；牙槽骨的解剖形态及生物学特征。
2. 熟悉：牙龈、牙周膜及牙槽骨的组织结构。

牙周组织包括牙龈、牙周膜、牙槽骨和牙骨质。牙骨质虽属牙体组织，但它与牙龈、牙周膜和牙槽骨共同构成了一个功能系统，将牙牢固地固定在牙槽骨上。牙周组织共同完成支持牙的功能，故又称为牙支持组织。

## 第一节 牙 龈

牙龈是包围和覆盖在牙颈部和牙槽嵴的口腔黏膜，呈浅粉红色，质韧而不活动。在口腔前庭和下颌舌侧面，与红色的牙槽黏膜相延续，两者之间有明显的分界线。在腭部，牙龈与硬腭黏膜连续，无明显界限。

### 一、表面解剖

牙龈可分为游离龈、附着龈和牙间乳头三部分（图4-1）。

#### （一）游离龈

游离龈是指牙龈围绕在牙颈周围但不与牙面附着的边缘部分。它游离可动，呈连续的半月形，色泽比附着龈稍红，其与牙面之间有一环状狭小的间隙，称为龈沟。其正常深度约为0.5～3mm，平均深度1.8mm。龈沟深度超过3mm，通常被认为是病理性的，称为牙周袋。龈沟底部为结合上皮冠方，内壁为牙，外壁衬以龈沟上皮。龈沟底的位置因年龄而异。

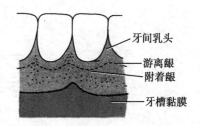

图4-1 牙龈各部位的唇面观

龈沟内含有龈沟液，具有清除异物、抗菌和增强牙龈免疫的能力，但同时又是微生物的培养基。

#### （二）附着龈

附着龈位于游离龈的根方，紧密附着在牙槽嵴表面，粉红色，质坚韧，表面呈橘皮状，有许多点状凹陷称为点彩。点彩可增强牙龈对机械摩擦力的抵抗，但在炎症水肿时，点彩消失。

## （三）牙间乳头和龈谷

牙龈呈锥体状，充填于相邻两牙的牙间隙的部分称为牙间乳头，也称龈乳头。在后牙，颊侧和舌（腭）侧龈乳头顶端位置高，在牙邻面接触点下相互连接处低平凹下像山谷，故称龈谷（图4-2）。龈谷上皮薄、无角化，对局部刺激的抵抗力弱，加之该处不易清洁，易形成菌斑和牙石，故该处牙龈炎的发生率明显高于其他部位。在老年和疾病情况下，牙间乳头退缩，牙间隙显露，可引起食物嵌塞及菌斑积聚，导致牙周炎的发生。

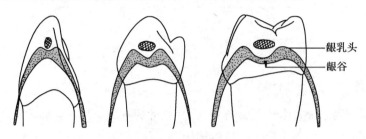

图4-2 龈谷
前牙和后牙龈谷形成的不同形态

## 二、组织结构

牙龈是口腔黏膜的一部分，由上皮层和固有层组成，无黏膜下层。

### （一）上皮层

牙龈的上皮层按其部位及功能形态的不同，分为牙龈上皮、龈沟上皮和结合上皮。

1. 牙龈上皮 是覆盖于牙龈外表面的上皮，为复层鳞状上皮，表面多为不全角化。上皮钉突多而细长，较深地插入固有层中，使上皮与深层组织牢固地连接。

2. 龈沟上皮 牙龈上皮越过游离龈的边缘，向内延续并覆盖于龈沟外壁的上皮。该上皮为复层鳞状上皮，无角化，有上皮钉突，在龈沟底与结合上皮相连，两者有明显分界。

3. 结合上皮 是牙龈上皮附着于牙表面的一条带状上皮，从龈沟底开始向根方延伸。结合上皮为无角化的复层鳞状上皮，在龈沟底部较厚，向根方逐渐变薄。结合上皮细胞呈扁平状，其长轴与牙面长轴平行，无上皮钉突（图4-3）。但如受到刺激，可见增生的上皮钉突。

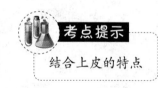
考点提示

结合上皮的特点

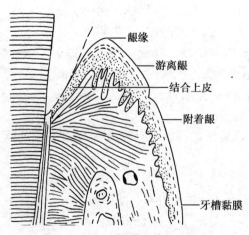

图4-3 结合上皮和牙龈沟示意图

结合上皮在牙面上的位置因年龄而异,年轻时附着在釉质上,随着年龄的增长逐渐向根方移动,中年以后多在牙骨质上(图4-4)。

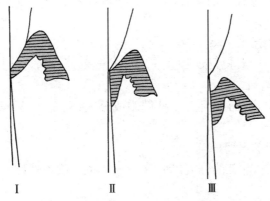

I　　　　　II　　　　　III

图4-4　随着年龄的增长,结合上皮向根方移动

 **小知识**

　　结合上皮紧密附着于牙表面,任何手术,例如牙周洁治或制作修复体等,都不应损伤结合上皮,以免上皮与牙的附着关系被破坏。另一方面,结合上皮增殖能力较强,外科手术切除牙龈后,新的上皮附着能很快形成。

### (二)固有层

固有层由致密的结缔组织构成。高而长的结缔组织乳头使局部牙龈上皮隆起,隆起部分之间的凹陷处,相当于细长的上皮钉突,上皮钉突的表面形成浅凹即为点彩。

固有层含有丰富的胶原纤维,并直接附着于牙槽骨和牙颈部,使牙龈与深部组织稳固贴附。固有层胶原纤维束呈各种方向排列,可分为以下五组(图4-5,图4-6):

1. **龈牙组** 起自牙颈部牙骨质,呈放射状止于游离龈和附着龈的固有层,是牙龈纤维中最多的一组,主要是牵引牙龈使其与牙紧密结合。

2. **牙槽龈组** 起自牙槽嵴,向牙冠方向展开,止于游离龈和附着龈的固有层中。

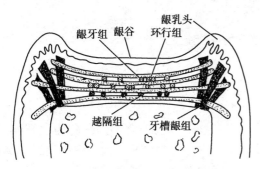

图4-5　牙间龈组织颊舌断面示意图
两牙间乳头之间为龈谷,固有层有各种牙龈纤维

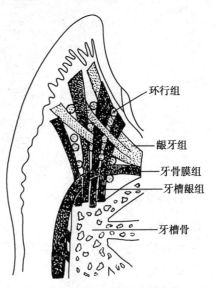

图4-6　牙龈纤维分布示意图

37

3. 环行组　位于牙颈周围的游离龈中，呈环行排列。这组纤维最细，常与邻近的其他纤维束缠绕在一起，有助于游离龈附着在牙上。

4. 牙骨膜组　起自牙颈部的牙骨质，越过牙槽突外侧骨密质骨膜，进入牙槽突。其功能是将牙向牙槽窝内牵引。

5. 越隔组　是横跨牙槽中隔，连接相邻两牙的纤维，只存在于牙邻面，起自结合上皮根方的牙骨质，呈水平方向越过牙槽嵴，止于邻牙相同部位。其功能是保持牙弓上相邻两牙的接触，阻止其分离。

牙龈没有黏膜下层，固有层含有多种细胞成分，主要是成纤维细胞，还有少量淋巴细胞、浆细胞和巨噬细胞等。

### （三）血管、神经和淋巴管

牙龈的血管来自牙槽动脉的分支，即：①牙槽骨颊舌侧的骨膜上动脉；②牙周膜血管分支；③牙槽中隔动脉。

牙龈有丰富的神经，在上颌来自上牙槽和腭前神经，在下颌来自下牙槽神经和舌神经。有不同类型的神经末梢，如触觉小体、环状和球状小体，故牙龈感觉敏锐。

牙龈含丰富的淋巴管，起自牙龈固有层中的乳头层，回流到颏下和下颌下淋巴结中。

# 第二节　牙　周　膜

牙周膜又称牙周韧带（图 4-7），是环绕牙根并连接牙根与牙槽骨之间的致密结缔组织。其厚度范围是 0.15～0.38mm，在根中 1/3 最薄。主要功能是将牙牢固地悬吊在牙槽窝内，并能抵抗和调节牙所承受的咀嚼压力。在 X 线片上，牙周膜显示为一环绕牙根的透射间隙，故又称牙周间隙。

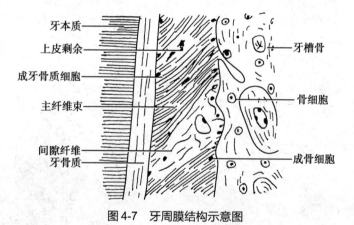

图 4-7　牙周膜结构示意图

## 一、组织结构

### （一）纤维

牙周膜的纤维主要为胶原纤维，大多集合成束，并有一定的排列方向，称为主纤维束。这些纤维一端埋入牙骨质内，另一端埋入牙槽骨内。埋在牙骨质和牙槽骨中的主纤维又称穿通纤维。主纤维束之间为疏松的纤维组织，称为间隙纤维，牙周膜中的血管和神经穿行其中。

按主纤维束所在的部位、排列方向和功能不同,可分为以下五组(图4-8):

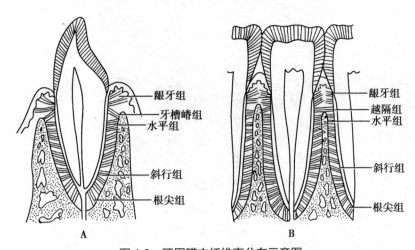

**图4-8 牙周膜主纤维束分布示意图**
A. 唇舌方向所见的主纤维束　B. 近远中方向所见的主纤维束

1. 牙槽嵴组　起自牙颈部的牙骨质,向外下方走行,止于牙槽嵴顶。主要分布在牙的唇(颊)、舌(腭)侧,在邻面无此纤维。其功能是将牙向牙槽窝内牵引,对抗侧向力,保持牙直立。

2. 水平组　位于牙槽嵴组纤维的根方,呈水平方向走行,环绕整个牙齿,是维持牙直立的主要力量,与牙槽嵴组纤维共同对抗侧向力,防止牙侧方移动。

3. 斜行组　是牙周膜中数量最多、力量最强的一组纤维。纤维起自牙骨质,以约45°角向牙槽嵴顶走行,止于牙槽骨,其功能是将牙悬吊在牙槽窝内,将牙承受的咀嚼压力转变为牵引力,均匀地分散到牙槽骨上。

4. 根尖组　起自根尖区牙骨质,呈放射状止于根尖周围的牙槽骨,其功能是固定根尖,保护进出根尖孔的血管和神经。

5. 根间组　只存在于多根牙,起自根分叉处的牙根间骨隔顶,呈放射状止于根分叉处的牙骨质,其功能是防止牙根向冠方移动。

主纤维在不同位置的排列方向和功能不尽相同,但又互相协调,共同支持和稳固牙来完成咀嚼功能。当牙承受垂直压力时,除根尖区外,几乎全部纤维都呈紧张状态,可承受较大𬌗力;而侧向压力仅使部分纤维呈紧张状态,这时易造成牙周纤维的损伤。

(二)基质

基质是一种无结构的胶状物质,主要由氨基葡聚糖和糖蛋白组成,填充在细胞、纤维、血管和神经之间。基质中含水量达70%,在咀嚼过程中起缓冲作用,有助于牙抵抗咀嚼力。

(三)细胞

1. 成纤维细胞　是牙周膜中数量最多、功能最重要的细胞,分布于纤维之间,细胞呈星形或梭形。成纤维细胞参与胶原纤维的合成与吸收,在牙周膜的改建和更新过程中起重要作用。

2. 成牙骨质细胞　分布于邻近牙骨质的牙周膜中,静止期细胞扁平,平铺在牙根表面,在牙骨质形成时近似立方状(图4-9)。其功能是形成牙骨质。

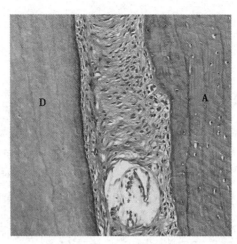

图4-9　牙周膜结构
A：牙槽骨　D：牙本质

3．成骨细胞　位于新形成的牙槽骨表面，在骨形成时呈不规则立方形，静止期细胞呈梭形。细胞能分泌骨基质，矿化后成为骨间质。随着骨的形成，成骨细胞被包埋于新形成的骨间质中，成为骨细胞。

4．破骨细胞　是多核巨细胞。当牙槽骨发生吸收时，在骨吸收处出现蚕食状凹陷，称为 Howship 陷窝，破骨细胞位于吸收陷窝内（图4-10）。

5．上皮剩余　是牙根发育期上皮根鞘残留的上皮细胞，主要分布于邻近牙骨质的牙周膜纤维间隙中，呈条索状或团块状，也称 Malassez 上皮剩余（图4-11）。平时上皮剩余呈静止状态，当受到炎症刺激时，上皮可增殖成为颌骨囊肿和牙源性肿瘤的上皮来源。

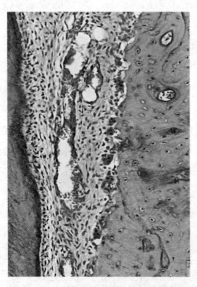

图4-10　牙槽骨的吸收——破骨细胞

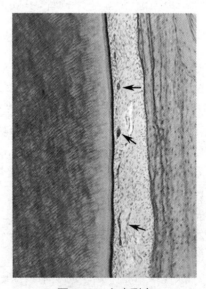

图4-11　上皮剩余

6．牙周膜干细胞　是牙周膜中新生细胞的来源，可分化为牙周膜内任何一种结缔组织细胞，在牙周膜更新中起重要作用。

## （四）血管、淋巴管和神经

牙周膜的血管丰富，均来自牙槽动脉的分支，主要有三个方面来源：①牙龈血管从冠方进入牙周膜；②牙槽骨内的血管通过筛状板进入牙周膜；③上、下牙槽动脉进入根尖孔前的分支（图4-12）。

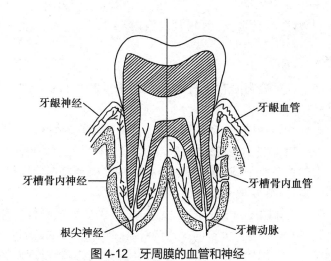

图 4-12　牙周膜的血管和神经

淋巴管在牙周膜中呈网状分布，与血管伴行，止于根尖部，与来自牙龈和牙髓的淋巴管汇合，注入颏下及下颌下淋巴结。当牙周膜发生炎症时可引起上述淋巴结肿大。

牙周膜有丰富的神经，主要有两个方面来源：①来自根尖区的神经纤维，沿牙周膜向牙龈方向走行；②来自牙槽骨内的神经，穿过牙槽窝骨壁进入牙周膜后分为两支，分别向根尖和牙龈方向走行，并与来自根尖的神经纤维混合（图4-12）。牙周膜神经大多数为感觉神经，有丰富的末梢感受器，能感受触觉、压觉和痛觉，定位能力强。当牙周膜发生病变时，患者能明确指出患牙位置。

牙骨质小体是一种圆形的钙化团块，呈同心环状，数目不等，游离于牙周膜中或附着在牙骨质表面。可能是变性的上皮细胞钙化而成。

## 二、功能

1．支持功能　牙周膜的主纤维一端埋入牙骨质，一端埋入牙槽骨，将牙固定在牙槽窝中。同时它还可缓冲外力的冲击。牙周膜一旦受到损害，牙将因失去附着而松动，以致脱落。

2．感觉功能　牙周膜中有丰富的神经末梢，对加于牙冠的轻微压力，都可感觉到其强度和方向，并能明确定位。

3．营养功能　牙周膜中丰富的血供，不仅营养牙周膜本身，也营养牙骨质和牙槽骨。

4．形成功能　牙周膜不断地进行更新和改建，牙周膜干细胞的自我更新和多向分化潜能，使牙周膜处于良好的功能状态。成骨细胞和成牙骨质细胞不断地形成新的牙槽骨和牙骨质，新生成的牙周膜纤维被埋在其中，以保证牙和牙周膜的正常附着联系。

考点提示

牙周膜的功能

# 第三节 牙 槽 骨

牙槽骨是指上下颌骨包围和支持牙根的部分,又称牙槽突。容纳牙根的窝称为牙槽窝,牙槽窝在冠方的游离端称为牙槽嵴,两牙之间的牙槽骨称为牙槽中隔。牙槽骨的生长发育依赖于牙的功能性刺激,如果牙脱落,牙槽骨也随之萎缩。

## 一、组织结构

牙槽骨按其解剖部位可分为固有牙槽骨、骨密质和骨松质(图 4-13)。

### (一)固有牙槽骨

固有牙槽骨位于牙槽窝内壁,与牙周膜相邻,是一层多孔的骨板,又称筛状板。牙周膜的血管和神经穿过筛状板上的小孔进入骨髓腔。固有牙槽骨很薄,无骨小梁结构。在 X 线片上表现为环绕牙根的白色阻射线,故又称硬骨板,硬骨板是检查牙周组织的重要标志,当牙周膜发生炎症和外伤时,硬骨板首先消失。

组织学上,固有牙槽骨由平行排列的骨板构成,与牙槽窝壁平行。邻近牙周膜侧的固有牙槽骨呈板层排列,其中包埋了大量的牙周膜纤维,即穿通纤维,所以固有牙槽骨又称为束骨。在邻近骨髓侧,骨板由哈弗斯系统所构成,骨板呈同心圆状排列,内有神经和血管通过(图 4-14)。

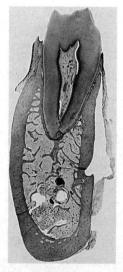

图 4-13　下颌骨及其牙槽突断面

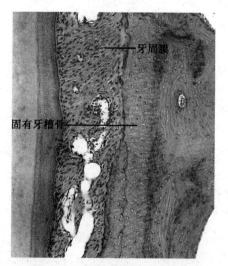

图 4-14　固有牙槽骨及成骨细胞

### (二)骨密质

骨密质是牙槽骨的外表面,表层为多层与表面平行排列的骨板,深部有哈弗斯系统。

### (三)骨松质

骨松质位于固有牙槽骨和骨密质之间,由骨小梁和骨髓构成。骨小梁相互连接形成多孔的网架。骨小梁的粗细和数量因牙的功能状态而异。功能大者,骨小梁粗而密;功能小者,骨小梁细而疏。骨小梁的排列方向一般与咬合力相适应,如两牙间的骨小梁呈水平排列，根尖周围的骨小梁多呈放射状排列，而无功能牙的周围，骨小梁排列无规律。骨松质中的骨髓位于骨小梁之间，在年轻时有造血功能，称为红骨髓；成年时含脂肪多，称为黄骨髓。

## 二、生物学特性

牙槽骨是高度可塑性组织，也是人体骨骼中最活跃的部分。牙槽骨的改建与牙的移动、生长发育、脱落替换和咀嚼压力等密切相关。一般情况下，牙槽骨的吸收与新生保持动态平衡。牙槽骨具有受压力吸收、受牵引力增生的特性。

💡 小知识

临床上常利用牙槽骨受压力吸收、受牵引力增生的特性进行错𬌗畸形的矫治。通过施加一定强度压力于牙上，一定时间后，受压侧骨质吸收，牙的位置随之移动，而受牵引侧则骨质增生，以补偿牙移动后所留下的位置，从而使错𬌗畸形得到矫治。

随着年龄的增长，牙槽嵴的高度减低，可出现生理性骨质疏松，骨密度逐渐减低，骨的吸收大于骨的形成。

（屈文艳）

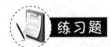 练习题

### 一、选择题

1. 龈沟的正常深度范围是
   A. 0.5～1mm　　　　　B. 0.5～1.5mm　　　　　C. 0.5～2.5mm
   D. 0.5～3mm　　　　　E. 1～3mm

2. 下列哪项不是结合上皮的特点
   A. 结合上皮是角化的鳞状上皮
   B. 无上皮钉突
   C. 结合上皮在牙面上的位置不恒定
   D. 受到炎症刺激可出现上皮钉突
   E. 上皮细胞扁平，其长轴与牙面长轴平行

3. 牙周膜纤维中数量最多的纤维是
   A. 牙槽嵴组　　　　　B. 水平组　　　　　C. 斜行组
   D. 根尖组　　　　　E. 根间组

4. 牙周膜中数量最多、功能最重要的细胞是
   A. 成纤维细胞　　　　　B. 成牙骨质细胞　　　　　C. 成骨细胞
   D. 破骨细胞　　　　　E. 牙周膜干细胞

5. 下列关于牙槽骨的生物学特性，错误的是
   A. 高度可塑性组织　　　　　　B. 随牙的移动而不断地改建
   C. 随牙的生长发育而变化　　　　D. 受压力吸收，受牵引力会增生
   E. 牙脱落后，牙槽骨不会萎缩

## 二、名词解释

1. 龈谷
2. 上皮剩余
3. 结合上皮

## 三、简答题

1. 牙龈结合上皮的位置及组织学结构有何特点？
2. 当牙承受垂直压力时，牙周膜中哪些纤维处于紧张状态？
3. 牙槽骨的生物学特性是什么？举例说明其对临床有何指导意义？

# 第五章 口 腔 黏 膜

学习目标

　　了解：口腔黏膜的基本组织结构和咀嚼黏膜、被覆黏膜及特殊黏膜的组织学特点。

　　口腔黏膜覆盖在口腔表面，前与唇红和唇部皮肤相连，后与咽部黏膜延续。口腔黏膜颜色淡红、光滑、湿润、有一定张力。各部位口腔黏膜的基本结构相同，但由于部位及功能的不同，其组织结构又有差异。

## 第一节　口腔黏膜的基本结构组织

　　口腔黏膜由上皮和固有层组成，部分黏膜深部还有黏膜下层（图5-1）。

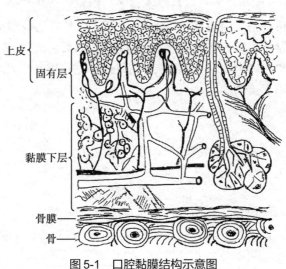

图 5-1　口腔黏膜结构示意图

### 一、上皮

　　口腔黏膜上皮为复层鳞状上皮，分为角化或非角化复层鳞状上皮。均由角质形成细胞和非角质形成细胞构成，以角质形成细胞为主。
　　（一）角化的复层鳞状上皮
　　角化的复层鳞状上皮从深层到表面依次为（图5-2）：

1. 基底层 位于上皮的最深部，借基底膜与固有层结缔组织相连，是一层立方形或矮柱状细胞，细胞排列整齐，细胞核圆形，染色深，位于细胞中央。基底层和棘层深部的细胞都有分裂增殖能力，因此，基底层和棘层深部亦称为生发层。通过生发层细胞的繁殖，以补充表层脱落的细胞或损伤的上皮细胞。

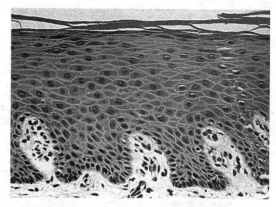

图5-2 口腔上皮的结构（硬腭黏膜）

2. 棘层 位于颗粒层深部，棘层厚，且细胞层数最多，由体积较大的多边形细胞构成。胞核圆形或卵圆形，位于细胞中央，相邻细胞胞质伸出许多棘状突起，并彼此相连，此棘状突起称为细胞间桥。深部的棘层细胞有分裂增殖的能力。

3. 颗粒层 位于角化层的深面，一般由2～3层扁平细胞组成。细胞体积大，胞核固缩、染色深，胞质内含有许多嗜碱性透明角质颗粒。

4. 角化层 位于上皮最表层，由几层排列紧密的细胞构成。此层细胞扁平，细胞器消失，细胞间桥消失，胞质内充满角蛋白，HE染色为红色均质状。

### （二）非角化的复层鳞状上皮

非角化口腔上皮由表面至深部可分为表层、中间层、棘层、基底层。表层细胞扁平，有细胞核；中间层为棘层和表层的过渡层，细胞排列紧密；棘层细胞体积大；基底层细胞形态同角化的复层扁平上皮；非角化的复层扁平上皮无颗粒层和角化层。

口腔黏膜上皮无论是角化的还是非角化的，主要是由角质形成细胞构成。除此之外，还有少量不参与上皮细胞增生和分化的非角质形成细胞，如黑色素细胞、朗格汉斯细胞等。

口腔黏膜上皮的再生能力很强，黏膜上皮始终处于更新状态。通过生发层细胞的增殖，补充表层脱落或损伤的上皮细胞。

## 二、固有层

口腔黏膜的固有层位于上皮细胞的深部，有的直接与骨膜附着，有的与黏膜下层附着。固有层伸入上皮的部分称为乳头层，其余部分称为网状层。乳头的高度因部位而有所不同。

固有层为致密的结缔组织。其中成纤维细胞是主要细胞成分，成纤维细胞有合成和更新纤维及基层的功能。固有层乳头内有丰富的毛细血管网和神经末梢，有的神经末梢可穿过基底膜进入上皮内。

 小知识

光镜下可见上皮和固有层之间有一膜状结构，称为基底膜。基底膜部分来自上皮细胞，部分来自固有层。某些疾病中（如：天疱疮），上皮和固有层在基底膜处分离而形成上皮下疱。

### 三、黏膜下层

黏膜下层为疏松的结缔组织，其厚度因部位不同而有差异。黏膜下层中有小唾液腺、血管、淋巴管、神经和脂肪组织。黏膜下层主要分布在唇、颊、口底和舌腹、软腭黏膜等处。而在牙龈、硬腭的大部分区域及舌背无黏膜下层，固有层直接附着在其深部的骨或肌肉上。

# 第二节 口腔黏膜的分类及结构特点

口腔黏膜根据所在部位和功能的不同可分为三种类型：咀嚼黏膜、被覆黏膜和特殊黏膜。

### 一、咀嚼黏膜

咀嚼黏膜包括牙龈和硬腭黏膜，这些部位的黏膜在咀嚼时能承受较大的咀嚼压力和摩擦力，其特点是上皮为正角化或不全角化，有颗粒层，棘层细胞有明显的间桥。固有层厚，乳头多而细长。固有层直接附着在骨膜上，或借黏膜下层与骨膜相连，附着牢固，不能移动。

1. 硬腭黏膜 腭黏膜由两部分组成，前 2/3 为硬腭，后 1/3 为软腭（图 5-3）。硬腭黏膜属于咀嚼黏膜，呈浅粉红色，上皮角化层厚，固有层厚，乳头多而长，根据有无黏膜下层可将其分为牙龈区、中间区、脂肪区和腺区四部分。牙龈区和中间区无黏膜下层，固有层与骨膜紧密相连；脂肪区和腺区有黏膜下层。硬腭前方正中有切牙乳头。硬腭黏膜与软腭黏膜相连。

2. 牙龈 内容见"第四章 牙周组织"。

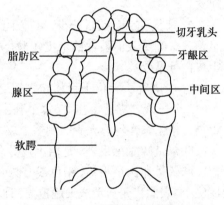

图 5-3 硬腭分区示意图

### 二、被覆黏膜

口腔大多数黏膜属被覆黏膜，如唇、颊、牙槽、口底、舌腹和软腭。被覆黏膜是一般保护性黏膜，富有弹性，可承受张力，有一定活动度。此黏膜的特点是：上皮无角化；上皮与固有层交界较平坦，固有层乳头短粗；有疏松的黏膜下层。

1. 唇黏膜 唇的内侧为唇黏膜，外侧为皮肤，两者之间的移行部分称为唇红。

唇黏膜上皮为无角化的复层鳞状上皮，棘层较厚，固有层乳头短而不规则，黏膜下层较厚，含有小唾液腺、脂肪，深部附着于口轮匝肌。

唇红的上皮以不全角化为主，固有层乳头细长，几乎达到上皮表面，乳头中含许多毛细血管祥，血色可透过表面使唇部呈朱红色。唇红部黏膜下层无小唾液腺及皮脂腺，故易干裂。

2. 颊黏膜 颊黏膜的组织结构基本与唇黏膜相似。上皮无角化，固有层乳头短而不规则，黏膜下层较厚，脂肪较多，内有较多的小唾液腺称为颊腺。颊黏膜的黏膜下层附着于颊肌上，有一定的张力。

3. 口底和舌腹黏膜 口底黏膜较薄，上皮薄而无角化，固有层乳头少而短，黏膜下层内含脂肪组织。口底黏膜与深部组织附着松弛，有利于舌的运动。

舌腹黏膜薄而光滑，覆盖于舌腹面，与口底黏膜相连。上皮薄，无角化，固有层乳头多而短，黏膜下层不明显，黏膜紧接舌肌束周围的结缔组织。

4. 软腭黏膜　前方与硬腭黏膜相连，软腭黏膜呈暗红色，与硬腭黏膜分界明显，且质软可动。上皮无角化，固有层血管丰富，乳头少而短，黏膜下层疏松，内含黏液腺（腭腺）。

## 三、特殊黏膜

特殊黏膜是指舌背黏膜，表面具有许多不同类型的乳头，黏膜上皮内还有味觉感受器——味蕾。

舌背黏膜呈粉红色，上皮为复层鳞状上皮，无黏膜下层，有许多舌肌纤维深入固有层内，故舌背黏膜能牢固地附着于舌肌表面而不滑动。舌背黏膜表面有许多小突起，称为舌乳头。按其形态可分为以下四种：

1. 丝状乳头　数目最多，遍布于舌背，舌尖部最多。丝状乳头体积较小，呈锥体形，其尖端多向舌根方向倾斜，末端有毛刷样突起。丝状乳头上皮的浅层细胞常出现角化和脱落现象。

2. 菌状乳头　数目较少，分散于丝状乳头之间，多位于舌尖和舌侧缘。乳头颜色较红，呈菌状。乳头表面被覆的上皮较薄，无角化，固有层血管丰富，故呈红色，有的菌状乳头的上皮内可见少数味蕾。

3. 轮廓乳头　位于舌体和舌根交界处人字形界沟的前方，排列成一行，数目最少，约8～12个。该乳头呈矮柱状，每个乳头的周围均有深沟环绕。此乳头表面上皮有角化，侧壁上皮无角化。在轮廓乳头的侧壁上皮内有许多味蕾。

味蕾是味觉感受器，是由上皮分化形成的特殊结构，主要分布在轮廓乳头的侧壁上皮内。味蕾呈卵圆形小体，染色浅。味蕾的基底部位于基底膜上，表面由角质形成细胞覆盖，顶端有味孔，与口腔相通。光镜下，味蕾主要由亮细胞和暗细胞组成。味蕾具有感受酸、甜、苦、咸的功能。

4. 叶状乳头　位于舌侧缘后部，在人类此乳头退化为5～8条平行排列的皱襞，正常情况下此乳头不明显。

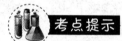

**考点提示**

口腔黏膜的分类；舌乳头分类及分布；味蕾的组成及功能

（程贵芹）

**练习题**

## 一、选择题

1. 在舌背黏膜，由上皮分化形成的特殊结构称
　　A. 丝状乳头　　　　　　B. 菌状乳头　　　　　　C. 味蕾
　　D. 轮廓乳头　　　　　　E. 叶状乳头

2. 有关唇红部黏膜的说法，错误的是
　　A. 唇红上皮是不全角化的鳞状上皮
　　B. 唇红固有层乳头细长，几乎接近表面
　　C. 唇红固有层乳头内有丰富的毛细血管袢
　　D. 唇红部黏膜下层有黏液腺及皮脂腺

　　E. 当贫血或缺氧时, 唇红部表现为苍白或发绀
　3. 下列哪个部位的口腔黏膜无黏膜下层
　　A. 唇黏膜　　　　　　B. 软腭黏膜　　　　　C. 牙龈黏膜
　　D. 口底黏膜　　　　　E. 牙槽黏膜
　4. 以下哪个部位的口腔黏膜, 上皮表面是以正角化为主
　　A. 硬腭黏膜　　　　　B. 软腭黏膜　　　　　C. 唇黏膜
　　D. 牙槽黏膜　　　　　E. 颊黏膜
　5. 有关颊黏膜的描述, 错误的是
　　A. 属于被覆黏膜　　　B. 有弹性　　　　　　C. 可承受张力
　　D. 上皮表层无角化　　E. 固有层乳头较细长

## 二、名词解释

1. 生发层
2. 不全角化
3. 味蕾

## 三、简答题

1. 简述口腔黏膜的基本组织结构。
2. 咀嚼黏膜有何特点? 哪些口腔黏膜属于咀嚼黏膜?
3. 被覆黏膜有何特点? 哪些口腔黏膜属于被覆黏膜?

# 第六章 唾液腺

了解：唾液腺的一般组织结构；三对大唾液腺的组织学特点及分泌物性质；小唾液腺分布及分泌物性质。

唾液腺是外分泌腺，分泌物为唾液，经导管排入口腔。唾液腺包括大唾液腺和小唾液腺。大唾液腺有三对，分别是腮腺、下颌下腺、舌下腺；小唾液腺则分布于口腔黏膜的固有层、黏膜下层或肌层，按所在部位分别命名为唇腺、颊腺、腭腺、舌腺、磨牙后腺等。唾液腺最主要的功能是产生和分泌唾液。唾液是无色无味低渗液体，pH 在 6.7～7.4 之间波动，正常情况下每天分泌量约为 1000～1500ml，其中水分占 99% 以上。唾液具有湿润口腔黏膜、溶解食物和促进消化的作用。

## 第一节 唾液腺的一般组织结构

唾液腺的基本结构包括实质和间质两部分。实质由分泌单位、肌上皮细胞和皮脂腺组成。分泌单位包括腺泡和导管系统（图 6-1）。导管系统由闰管、分泌管（纹管）和排泄管三部分组成，闰管和分泌管位于小叶内，排泄管穿行于小叶间。间质是指由纤维结缔组织构成的被膜与小叶间或小叶内的间隔组织，其中含血管、淋巴管、神经等。

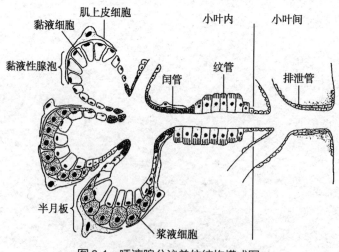

图 6-1 唾液腺分泌单位结构模式图

## 一、分泌单位

### （一）腺泡

腺泡位于导管的末端，呈球状或管状，是腺体的分泌部。腺泡由单层腺上皮细胞组成，中央为腺泡腔，外周有一薄层基底膜包绕。根据腺泡细胞形态及分泌物性质不同，可将腺泡分为浆液性腺泡、黏液性腺泡、混合性腺泡三种类型。

1. 浆液性腺泡　呈球状，由浆液细胞组成。浆液细胞呈锥体形，胞核为圆形，位于基底 1/3 处；胞质嗜碱性，内含 PAS 阳性的分泌颗粒，称为酶原颗粒。浆液性腺泡的分泌物稀薄，呈水样，含唾液淀粉酶及少量黏液。

2. 黏液性腺泡　呈管状，由黏液细胞组成。黏液细胞呈锥体形或三角形，细胞核位于基底部；细胞质微嗜碱性，内含丰富的黏原颗粒。分泌物中酶成分较少，蛋白质与大量碳水化合物结合，形成黏液，故较黏稠。

3. 混合性腺泡　由黏液细胞和浆液细胞组成。前者组成腺泡大部分，紧接闰管；后者呈新月状覆盖于腺泡的盲端表面，称为半月板，分泌物由细胞间小管排入腺泡腔。

### （二）导管系统

导管系统是输送腺体分泌物的管道，按管径的大小，分为闰管、分泌管（纹管）和排泄管三部分。

1. 闰管　是导管最细小的终末分支，直接与腺泡连接，管径小，管壁由单层矮柱状或立方形的闰管上皮细胞围成。闰管细胞有可能发挥干细胞的作用，或分化成为肌上皮细胞，或分化为腺泡细胞，或分化为纹管细胞。

2. 分泌管　与闰管相延续，管壁由单层柱状细胞组成。分泌管的主要特征是上皮细胞基底部有垂直于基底面的纵纹，因此分泌管又称为纹管。电镜下，这些纵纹是该处细胞膜向内折叠形成的垂直皱褶，其间夹有纵行排列的线粒体。此结构与肾小管上皮细胞相似，当腺泡分泌物流经分泌管时，上皮细胞能主动吸收钠，排出钾，并转运水，从而调节唾液的量和渗透压。

3. 排泄管　起始于小叶内，与分泌管相延续，穿出小叶后行于小叶间结缔组织内，各级排泄管汇合后，管径逐渐增大，最后形成总排泄管开口于口腔。排泄管上皮细胞在靠近分泌管处为单层柱状，小叶间的排泄管上皮为复层或假复层柱状上皮，接近导管开口处逐渐变为复层鳞状上皮并与口腔黏膜上皮相移行。

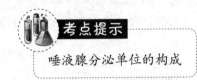

考点提示

唾液腺分泌单位的构成

## 二、肌上皮细胞

肌上皮细胞位于腺泡和小导管的腺上皮与基底膜之间。该细胞体积较小，呈扁平状，有 4～8 个分支状突起，从胞体周围呈放射状包绕腺泡表面，形似篮子，又称篮细胞。肌上皮细胞内有肌动蛋白和肌球蛋白，提示该细胞有收缩功能，协助腺泡或导管排出分泌物。

## 三、皮脂腺

唾液腺组织内含类似皮肤附属器的皮脂腺结构，大唾液腺所含皮脂腺的数量不同，在腮腺比较常见，下颌下腺较少，而舌下腺没有。

## 四、结缔组织

纤维结缔组织包绕在腺体表面形成被膜，同时伸入腺体内，将腺体分隔成许多腺叶和腺小叶。血管、神经和导管均伴随被膜、叶间或小叶间结缔组织出入腺体。

# 第二节　各唾液腺的分布及组织学特点

## 一、腮腺

腮腺是唾液腺中最大的一对，属于纯浆液腺。其闰管长，有分支；分泌管多而短，染色较浅。腮腺的分泌物为富含唾液淀粉酶的水样液体。腮腺内常可见到淋巴组织，是发生肿瘤和淋巴上皮良性病变的组织学基础。

## 二、下颌下腺

下颌下腺为混合性腺，以浆液性腺泡为主，有少量的黏液性腺泡和混合性腺泡。闰管比腮腺短，分泌管较腮腺者长，导管周围常伴有弥散的淋巴组织。

下颌下腺分泌物为含唾液淀粉酶、黏蛋白和其他蛋白质的稍黏稠液体。

## 三、舌下腺

舌下腺为混合性腺，主要为黏液性腺泡，少量混合性腺泡，纯浆液细胞很稀少。舌下腺闰管和分泌管发育不良，腺泡可直接连接于排泄管的远端小管。

舌下腺的分泌物较黏稠，含大量黏蛋白，唾液淀粉酶较少。

## 四、小唾液腺

小唾液腺位于口腔黏膜固有层和黏膜下层。其中唇腺、颊腺、磨牙后腺均属于混合性腺体，但以黏液性腺泡为主。舌腭腺、腭腺为纯黏液腺。舌腺分舌前腺、舌后腺、味腺三组。舌前腺以黏液性腺泡为主，仅有少数混合性腺泡；舌后腺是纯黏液腺，味腺是纯浆液腺。

（唐瑞平）

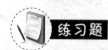 练习题

## 一、选择题

1. 唾液腺每天的分泌量为
   A. 500～800ml　　　　B. 800～1000ml　　　　C. 1000～1500ml
   D. 1600～2000ml　　　E. 2000～2500ml
2. 闰管较长的腺体是
   A. 舌下腺　　　　　　B. 下颌下腺　　　　　C. 腮腺
   D. 唇腺　　　　　　　E. 舌腭腺
3. 口腔腺体中最大的唾液腺是
   A. 舌下腺　　　　　　B. 腮腺　　　　　　　C. 下颌下腺

D. 颊腺                E. 唇腺

4. 下列腺体中属于纯浆液腺的是

    A. 舌后腺             B. 腭腺                     C. 味腺

    D. 唇腺              E. 颊腺

5. 下颌下腺是

    A. 纯浆液腺                       B. 纯黏液腺

    C. 以浆液性腺泡为主的混合腺       D. 以黏液性腺泡为主的混合腺

    E. 浆液性、黏液性腺泡均等的混合腺

## 二、名词解释

1. 腺泡

2. 导管

3. 肌上皮细胞

## 三、简答题

1. 唾液腺腺泡分哪几种？各腺泡结构有何特点？

2. 唾液腺导管分哪几部分？各段导管的结构特点如何？

3. 说出三对大唾液腺的结构特点。

# 第七章　牙发育异常

　　了解：牙萌出及脱落异常；牙数目异常和大小异常；牙形态异常；牙结构异常。

　　牙发育过程中，由于某些内外因素的作用，可以导致其发育异常。影响牙发育的因素主要包括感染、外伤、放射线照射、某些化学药物、遗传、某些内分泌异常及营养因素等。通常将牙发育异常分为牙萌出与脱落异常、牙数目异常、牙形态异常和牙结构异常。

## 第一节　牙萌出与脱落异常

　　主要表现为牙萌出和脱落过早或延迟，包括以下几种类型：

### 一、早萌

　　早萌最常见于胎生牙和新生牙。婴儿出生时就已萌出的牙称为胎生牙，出生后30天内萌出的牙称为新生牙。由于胎生牙和新生牙的牙胚发生于颌骨表浅部位，因而出现早萌。其牙根尚未形成或只形成了很少部分，因此较易松动。个别恒牙早萌通常是由于乳牙过早脱落或牙胚位于较表浅位置等局部因素所致，而多个或全部恒牙早萌较罕见。

### 二、迟萌

　　多数乳牙或恒牙的迟萌与内分泌病（如甲状腺功能低下、佝偻病）、早熟、营养缺乏、染色体异常（如唐氏综合征）、重度的遗传性牙龈纤维瘤病、巨颌症等因素有关。

### 三、乳牙滞留

　　乳牙滞留是指乳牙在应脱落的时间未脱落。个别乳牙迟脱主要由于相应的恒牙缺失或局部阻生所致；部分或全部乳牙迟脱，可能与某些全身性因素有关。

### 四、恒牙过早脱落

多由龋病及其并发症、慢性牙周病所致。有时某些特殊疾病也可导致牙齿早失，如低磷酸酯酶症、遗传性掌跖过角化症、青春期前牙周炎等。

### 五、牙阻生

牙阻生是指超过了应该正常萌出的时间，牙仍在颌骨内未萌出，或仅部分萌出。可一颗或数颗牙受累，多呈对称性。在恒牙列，多发生于第三恒磨牙、下颌前磨牙、上颌尖牙，乳牙列罕见。牙阻生的局部因素包括牙胚位置异常、颌骨内牙位置缺乏、额外牙、囊肿、肿瘤、乳牙滞留等。多发性阻生牙与颅骨锁骨发育不全症有关。

# 第二节 牙数目异常和大小异常

### 一、牙数目异常

牙数目异常包括少牙、无牙和额外牙。

#### （一）少牙和无牙

少牙指一颗或数颗牙缺失，无牙指单颌或双颌牙列的完全缺失，它们可以是孤立性病变，也可以是全身性病变在口腔的表现。

少牙多发生在恒牙列，第三磨牙的缺失最常见。少牙可以是对称性的，也可以是随机性的。

无牙罕见，常为全身性发育异常的局部表现，最常见的是的遗传性少汗性外胚层发育不良。因无牙支持，无牙患者的牙槽突较短。

> **小知识**
>
> 第三磨牙先天性缺失的出现率在各个民族有所不同，日本人缺牙率约为30%，非洲人缺牙率约为1%。

#### （二）额外牙

额外牙也称多生牙，是指比正常牙列多的牙。它可发生于任何生牙区，最常见于上颌前牙区、磨牙区，下颌前磨牙区次之，在乳牙列少见。

发生于特定部位的额外牙有特殊的命名。如发生于上颌中切牙之间的额外牙，称为正中牙，是最常见的额外牙。

### 二、牙大小异常

牙的大小受基因、环境因素的影响。巨牙和小牙分别指较正常大或小的牙，但实际上牙正常大小的界限并不明确。

# 第三节　牙形态异常

牙形态异常可累及牙冠、牙根，或两者均累及。牙形态异常种类较多，本章仅介绍一些临床常见的类型。

## 一、畸形中央尖

畸形中央尖是指在牙殆面中央窝部位长出的一个额外牙尖。多见于下颌恒前磨牙，偶见于磨牙，常对称发生（图7-1）。

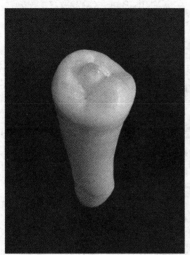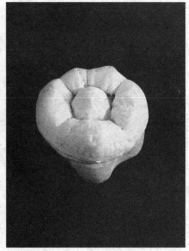

图 7-1　畸形中央尖

## 二、牙内陷

牙内陷分为牙冠牙内陷和牙根牙内陷。牙冠牙内陷较多见，又称畸形舌侧窝，是牙冠舌侧表面出现深凹陷，呈囊袋状。窝底釉质较薄，甚至没有釉质。此窝易滞留食物，滋生细菌，可引起龋病、牙髓炎或牙髓坏死。

## 三、融合牙

融合牙是发育过程中两相邻牙胚融合所形成的牙。由于牙胚融合时间不同，形成的融合牙形态也不同。

## 四、结合牙

结合牙是由于外伤或牙列拥挤，使两相邻牙的牙根靠得过近，牙根间的牙槽骨受压吸收，增生的牙骨质将两牙根结合到一起，形成结合牙（图7-2）。结合牙与融合牙形态上的区别是结合牙的牙本质是不融合的。结合牙可以是两颗正常牙的结合，也可是一颗正常牙与一颗额外

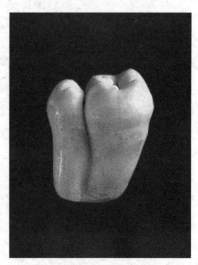

图 7-2　结合牙

牙结合,前者牙列中牙的数目正常。

## 五、双生牙

双生牙为单个牙胚未完全分裂,形成有两个牙冠,但共用一个牙根和根管的牙。一般牙列中牙的数目正常。

# 第四节　牙结构异常

牙结构异常包括釉质结构异常、牙本质结构异常、牙骨质结构异常及其他结构异常。其中,釉质结构异常在临床上较常见。因此本节重点介绍釉质结构异常。

## 一、釉质发育不全

釉质发育不全是指釉质数量和质量上的不足。其病因包括遗传性因素、系统性因素和局部因素三种。以上各种原因可引起成釉细胞变性、坏死,使釉质基质不能形成或形成的釉质基质不能矿化而出现釉质发育不全。

釉质发育不全形态上表现为不同程度的数量不足,釉质层薄,甚至无釉质;同时釉质质量异常,矿化程度低,易磨损。镜下可见釉柱间质增宽、横纹和生长线加深,表面高低不平,甚至无釉质形成。

## 二、氟牙症

氟牙症又称斑釉、氟斑牙,是一种特殊的釉质发育障碍,其病因是在牙发育阶段摄入含氟量过高的水或食物,或经其他途径摄入过多的氟所致。氟牙症的发生率和程度与摄入氟的剂量、时间呈正相关。乳牙的釉质是在胎儿期形成的,而母亲血液中的氟不易通过胎盘屏障进入胎儿体内,所以乳牙通常不易发生氟牙症。

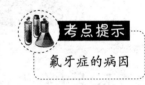

考点提示

氟牙症的病因

氟牙症病变程度不同,临床表现不同。轻度者部分牙齿表面出现白色斑点、斑块或条纹;中度者大部分牙齿表面出现白色、黄色、棕色、黑色斑块,常伴牙面的不规则凹陷;重度者大部或全部牙齿表面出现棕褐色或黑色斑块,釉质表面凹陷呈窝状并互相融合。镜下主要表现为釉质矿化不良。

氟牙症病变虽然使酸更易侵入,但釉柱较正常时有更强的抗酸溶解性。因此,病变牙具有抗龋性。

(刘东波)

练习题

### 一、选择题

1. 关于少牙的描述,错误的是
   A. 主要见于恒牙列
   B. 可以是对称的,也可以是随机的
   C. 一颗或数颗牙缺失
   D. 对称性缺失常见于第三磨牙
   E. 乳牙的先天性缺失较多见

2. 关于氟牙症的描述,错误的是
    A. 由于牙发育期间经常摄入含氟量较高的水和食物所致
    B. 氟可以引起成釉细胞损伤
    C. 氟牙症主要表现为釉质形成及矿化障碍
    D. 氟牙症主要发生于乳牙,恒牙少见
    E. 病变牙具有抗龋性
3. 诊断额外牙最主要的依据是
    A. 发生在恒牙列　　　　　　　B. 牙列拥挤
    C. 牙体积较小　　　　　　　　D. 正常数目以外多生的牙
    E. 牙冠形态异常
4. 下列哪种类型是牙骨质结合导致的发育异常
    A. 结合牙　　　　　B. 融合牙　　　　　C. 牙中牙
    D. 双生牙　　　　　E. 畸形舌侧窝
5. 牙发育阶段摄入氟过量可导致
    A. 氟牙症　　　　　B. 四环素牙　　　　C. 结合牙
    D. 融合牙　　　　　E. 额外牙

## 二、名词解释
1. 牙阻生
2. 畸形中央尖
3. 氟牙症

## 三、简答题
1. 牙发育异常的类型主要有哪些?
2. 简述畸形中央尖和畸形舌侧窝的形态特点和临床意义。
3. 简述氟牙症的病因。

# 第八章 龋　病

**学习目标**

1. 掌握：龋病的病理变化。
2. 熟悉：龋病的病因与发病机制。

龋病是一种常见病、多发病，是在以细菌为主的多种因素作用下，使牙无机物脱矿，有机物分解，导致牙体硬组织发生慢性进行性破坏性的一种疾病。龋病的特点是发病率高，分布广，是口腔主要的常见病，世界卫生组织已将其与癌症和心血管疾病并列为人类三大重点防治疾病。

龋病对人类口腔健康危害很大，一旦发展为龋洞，则无法自行修复。如果不及时治疗，还会引起牙髓病变，产生剧烈的疼痛。随着牙体硬组织的不断破坏，可逐渐造成牙冠缺损，残根，最终导致牙齿丧失。这不仅影响消化功能，在儿童期还可影响牙颌系统的生长发育。

## 第一节　病因与发病机制

对龋病发病机制及病因的研究经历了长期、复杂的探讨过程，相继有很多学者提出了各种学说。代表性的理论有化学细菌学说、蛋白溶解学说、蛋白溶解 - 螯合学说等。

随着龋病微生物学、免疫学、生物化学的发展及对龋病超微结构观察的不断深入，人们对龋病的认识有了很大的进步，20世纪60年代初，Keyes 提出了"三联因素"学说，其主要观点为：龋病是由细菌、食物、宿主三个主要因素相互作用产生的。在 20 世纪 70 年代，有学者在三联因素基础上增加了时间因素，提出了龋病病因的四联因素理论（图 8-1），目前已被人们广泛接受。

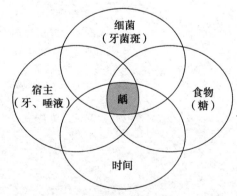

图 8-1　龋病发生"四联因素"学说

### 一、细菌和菌斑

大量实验证据表明，细菌对龋病的发生是必不可少的。目前大部分学者认为，口腔内并非所有细菌都可致龋，龋病是由特异性细菌即致龋菌引起的。目前已明确，与龋病密切相关的细菌包括链球菌属、乳杆菌属、放线菌属等。致龋菌一般具有一些特性，如在龋病患者口腔中的数量较无龋者多、能导致动物实验性龋损、具有产酸性和耐酸性,能合成细胞内多糖和细胞外多糖、具有牙面黏附力等。在多种致龋菌中,变形链球菌的致龋力最强。

细菌在牙面上以菌斑的形式存在。菌斑是细菌的微生态环境,细菌在此环境中生长、发育、繁殖、衰亡,进行着复杂的代谢活动。菌斑中可积聚酸,这些酸足以使釉质脱矿。

## 二、食物

食物的化学组成和物理性状与其致龋力有很大关系。一般来说,黏稠度大、附着性强、含糖量高的食物致龋力强,而粗糙的、含矿物质多、含维生素多的纤维性食物则有一定抗龋性。

食物中的糖类在龋病的发生发展中起着决定性作用。其中以蔗糖的致龋性最强。此外,摄糖的频率显著影响龋病的发生率。

## 三、宿主

并非所有的牙或牙面都具有相同的龋易感性,龋病进展的速率也有所差异,这些都表明宿主对龋的敏感性不同。

牙齿的位置、形态、结构影响着龋病的发生。釉质中氟含量较高的部位发生龋病的机会少,釉质发育不良或矿化不全可加快龋病的进展速度。牙的形态异常如存在深而窄的点隙窝沟易滞留菌斑和食物,或牙齿排列不整,均可导致龋病的发生。

唾液的流速、黏稠度、缓冲力、钙磷离子含量、抗微生物因子等都影响龋病进展的方式。

## 四、时间

龋病是一种慢性进行性破坏性疾病,从早期龋到临床可见的龋洞一般需要 1.5～2 年。因而即使致龋菌、可产酸的代谢底物、易感牙三者同时存在,龋病也不会立即发生。龋病的形成必须经过获得性薄膜沉积、菌斑形成、细菌代谢产酸并维持低 pH 一段时间以致脱矿等一系列过程。因此,时间是龋病发生的又一重要因素。

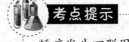
考点提示

龋病发生四联因素

综上所述,细菌是引起龋病的始动因素,在适宜的底物、敏感的宿主、充足的时间这些促动因素参与下,龋病才可能发生。

# 第二节 龋病的组织病理学

龋病根据病变进展速度分为急性龋、慢性龋、静止龋;根据受侵部位分为窝沟龋、平滑面龋、根面龋;根据病变侵犯深度分为浅龋、中龋、深龋;不同类型的龋病其病理变化存在着差异,根据龋病累及的组织分为釉质龋、牙本质龋、牙骨质龋。

小知识

浅龋龋坏限于釉质或牙骨质,中龋龋坏可发展到牙本质浅层,深龋龋坏已发展到牙本质深层,龋洞较深,有明显激发痛。

## 一、龋病病变的基本病理过程

龋病病变的基本病理过程可分为以下四个基本环节(图 8-2)：

1. **无机物脱矿及有机物分解** 牙齿硬组织发生龋病时，釉质内的羟基磷灰石晶体破坏，无机物脱矿，透明度下降，肉眼观察时，呈白垩斑。同时硬度下降，变软。

2. **色素沉着** 釉质龋用肉眼观察时表面完整，镜下观察表面有很多裂缝或小孔。外界的色素物质可以通过这些裂缝或小孔进入釉质内的损害区，因而使早期釉质龋表现为褐斑。

3. **组织崩解** 龋病病变加重时，病变部位就会发生崩溃，形成龋洞。

4. **龋损的再矿化** 釉质龋、牙本质龋的病变都存在再矿化现象，是因为钙盐或其他无机物进入，使脱矿的牙体组织发生再矿化，恢复硬度。

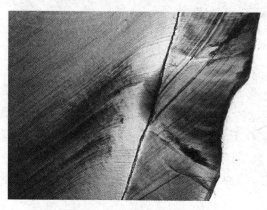

图 8-2　龋病病变进展方向

## 二、釉质龋

釉质龋是指发生在釉质内的龋病病变。除根龋外，绝大多数龋损都是从釉质开始。虽然釉质龋是一种细菌感染性疾病，但因釉质是一种无细胞、无血液循环的高度矿化的组织，故具有独特的病变特征，基本变化为脱矿和再矿化。病损沿釉柱向深部发展。虽然临床上以点隙窝沟龋最常见，但由于点隙窝沟解剖结构的复杂性，对釉质龋的病理变化过程的形态学观察大都是从平滑面龋得来的。

### (一)平滑面龋

平滑面龋多见于牙邻面接触点下方，颊舌面近龈缘牙颈部。早期表现为牙表面的白垩色不透明区，以后由于色素沉着而呈棕黄色，并向周围组织扩展，病变区逐渐变得粗糙，最终组织崩解，形成龋洞。

光镜下观察釉质早期平滑面龋纵磨片，其典型病损呈三角形，三角形的顶部向着釉牙本质界，基底部向着釉质表面，三角形顶部为病变最早、最活跃的部分。病变由深层至表层可分为四层：透明层、暗层、病损体部、表层(图 8-3)。

1. **透明层** 位于病损的最前沿，与正常釉质相连，是龋损最早发生的组织学改变。此层釉质晶体开始出现脱矿，晶体间孔隙较正常釉质大，孔隙容积约为 1%(正常釉质晶体间孔隙容积为 0.1%)，在光镜下呈透明状。

透明层是釉质龋最初的表现，是由于釉质少量脱矿造成的。约在 50% 龋损病例中出现此层。

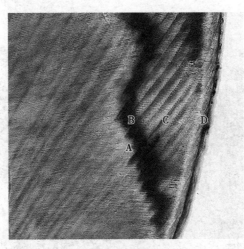

图8-3 釉质平滑面龋镜下观（病损区呈三角形）
A. 透明层　B. 暗层　C. 病损体部　D. 表层

2. 暗层　紧接于透明层表面，呈暗黑色。暗层较透明层孔隙增加，孔隙容积约为2%～4%，孔隙大小不一，有的孔隙较透明层大，有的孔隙较透明层小。

大量证据支持暗层为矿物盐再矿化区，即较小孔隙的形成是由于较大孔隙中发生了无机盐的再沉积。暗层同时存在脱矿与再矿化区域，约85%～90%的病例可出现暗层。

3. 病损体部　是釉质龋病变的主要部分，从表层下一直延伸到近暗层，较透明。此层脱矿程度较严重，孔隙较大，孔隙容积在边缘处相对较小，约占釉质容积的5%，至中心区逐渐增加，可达25%。

在病损体部，釉质横纹和生长线较明显。病损体部为釉质龋中脱矿最严重的层次，在所有病损中都存在。

4. 表层　位于釉质龋的最表面，表现为相对完整，脱矿程度明显较病损体部轻，孔隙容积约占釉质体积的5%。此层的出现与再矿化有关，约95%的病例可出现表层。

透明层、暗层、病损体部、表层的形成是一种动态过程，主要经过以下阶段：①最早表现为釉质表面下方出现透明层；②透明层区域扩大，中心有暗层出现；③随着病变区扩大，更多矿物盐丢失，暗层中央出现病损体部；④病损体部由于食物、细菌、烟草等外源性色素沉着而呈棕色斑块；⑤龋损达釉牙本质界，即向侧方扩展，出现广泛损害，牙表面呈蓝白色；⑥表层崩解，形成龋洞。

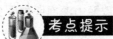

考点提示

平滑面龋镜下分层病理变化

**（二）窝沟龋**

点隙窝沟是食物、菌斑的滞留区，且不易清洁，为龋病最好发的部位。窝沟龋的病变过程、组织学特征与平滑面龋相似，但因其解剖特点、釉柱排列方向与平滑面不同，龋损形态呈口小底大的三角形潜行性龋损。基底部向着釉牙本质界，顶部向着窝沟壁（图8-4）。

窝沟龋损并非从窝沟底部开始，而是呈环状围绕着窝沟壁进展，并沿釉柱长轴方向向深部延伸，当超过窝沟底部时，侧壁病损相互融合。由于釉质在窝沟底较薄，病变较容易进展到牙本质，故与平滑面龋比较，窝沟龋进展快，程度严重。

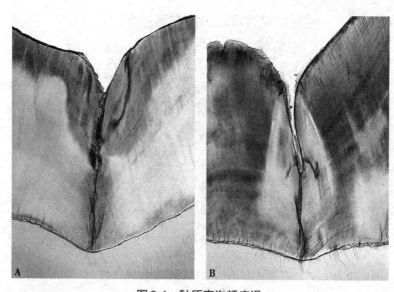

图8-4　釉质窝沟龋病损

A. 龋损自沟壁开始,沿釉柱方向向深部扩展　B. 龋损达窝沟底部时融合成三角形病损

### 三、牙本质龋

　　牙本质龋大多是由釉质龋进一步向深层发展而来的。牙本质的结构与釉质不同,因而牙本质龋有其自身的特点。首先,牙本质含有相对较高的有机成分,其龋损除无机晶体溶解外,还存在着有机基质的分解破坏;其次,当釉质龋进展达釉牙本质界时,龋损将沿釉牙本质界横向扩展,病变范围广;再次,牙本质全层均存在牙本质小管,龋损沿牙本质小管向深层扩散,病程进展快。另外,牙髓和牙本质为一复合体,牙本质龋发生时,牙髓组织可出现防御性反应。

　　牙本质龋在病理形态上是一个累及范围较广的三角形病损,三角形的顶部指向牙髓腔,底部向着釉牙本质界(图8-5)。按病变的组织形态、脱矿程度、细菌侵入情况的不同,可将牙本质龋的病理改变由深部向表面分为四层结构(图8-6)。

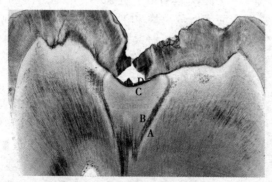

图8-5　牙本质龋(磨片镜下观)

在龋损的釉质下形成底向釉牙本质界的三角形病损区

A. 透明层　B. 脱矿层　C. 细菌侵入层　D. 坏死崩解层

1. **透明层** 又称硬化层,为牙本质龋最深层、最早出现的改变,在透射光下呈均质透明状。这种透明是由于牙本质小管管腔内有矿物盐沉积、管腔变窄,使管腔内折光率与周围细胞间质相似。这些矿物盐可能来源于其表面脱矿层游离出的无机盐离子。有时在细菌侵入之前,部分区域牙本质小管内成牙本质细胞突起在细菌酶作用下发生脂肪变性,在脂肪变性的基础上发生矿物盐沉积形成透明层。

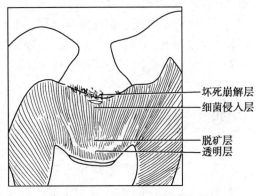

图8-6 牙本质龋各层变化模式图

坏死崩解层
细菌侵入层
脱矿层
透明层

透明层虽称为硬化层,仍存在着一定程度的脱矿。

2. **脱矿层** 位于透明层表面,是在细菌侵入之前,酸的扩散所导致的脱矿改变。此层牙本质小管仍比较完整,管内基本无细菌侵入,并同时存在着再矿化现象。

在脱矿层,部分牙本质小管由于深部透明层的形成,堵塞了营养来源,远端成牙本质细胞突起变性,小管空虚,空气进入,透射光下呈黑色不透光,称为死区。

3. **细菌侵入层** 位于脱矿层表面,牙本质小管内有细菌侵入,细菌在牙本质小管内向下延伸并繁殖,小管内充满细菌。小管壁由于脱矿和蛋白溶解而软化,由于细菌繁殖团块增加而肿胀、扩张、变形。随着牙本质小管壁和管间牙本质脱矿的加剧,有机基质与胶原纤维变性、分解,管周牙本质破坏,小管相互融合形成椭圆形、多灶性的液体坏死灶,导致小管呈串珠样外观(图8-7)。坏死灶内充满坏死的基质残屑和细菌,临床窝洞预备时应彻底清除细菌侵入层。

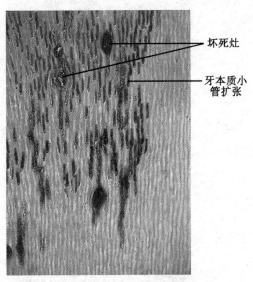

坏死灶
牙本质小管扩张

图8-7 牙本质龋时牙本质小管的变化
牙本质小管扩张、融合,导致小管呈串珠样外观

4. **坏死崩解层** 为牙本质龋损的最表层。随着液化坏死灶的扩大和数量增多,细菌不再局限于小管内,而侵入管周牙本质和管间牙本质。此层几乎无正常牙本质结构,牙本质

完全崩解破坏。

牙髓和牙本质是一生理性复合体,当牙本质龋发生时,病理性刺激可经牙本质小管、成牙本质细胞突起传导到牙髓组织,导致牙髓组织出现不同的反应。如果刺激温和,在病损相应的牙髓腔侧会沉积一层修复性牙本质;如果刺激强烈,则可造成牙髓腔内牙髓充血,进一步发展可出现牙髓炎症。

## 四、牙骨质龋

牙骨质龋多见于老年人,多发生于牙龈萎缩、牙根面暴露后的牙颈部。其发生同样始于菌斑下。表层矿化相对增高。病变开始时,位于菌斑下的牙骨质表面由于细菌产酸使局部 pH 下降,当局部 pH 下降至一定值(pH 5.2)并持续一定时间后,牙骨质发生脱矿。脱矿后释放的无机盐离子可重新沉积于牙骨质表面,同时唾液、菌斑中的矿物质也可在牙骨质表面沉积,造成表层矿化相对增高,此时病变为潜行性损害。

随着病变的进一步进展,细菌产生的酸及代谢产物沿穿通纤维向深层进展,继而细菌产生的蛋白溶解酶破坏有机基质。此后,病变沿生长线及层板状结构向牙骨质上、下扩展,牙骨质无机成分和有机成分进一步破坏,造成牙骨质沿与牙根表面平行的方向剥脱,最终牙骨质结构崩解,形成浅而宽的碟形病损(图8-8)。

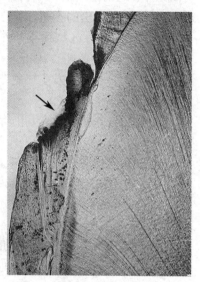

图 8-8 牙骨质龋
病变沿生长线及层板状结构向牙骨质上、下扩展

(刘 钢 鲁 轶)

 **练习题**

## 一、选择题

1. 下列哪种物质的致龋性最强
    A. 牛奶           B. 面包           C. 奶糖
    D. 玉米           E. 牛肉

2. 致龋性最强的细菌是
    A. 乳酸菌           B. 放线菌
    C. 溶血性链球菌           D. 变形链球菌
    E. 葡萄球菌

3. 釉质龋最早发生的改变是
    A. 透明层           B. 暗层           C. 病损体部
    D. 表层           E. 修复层

4. 牙本质龋时,小管相互融合形成多灶性的液体坏死灶,呈串珠样外观的一层是
    A. 透明层           B. 脱矿层
    C. 细菌侵入层           D. 坏死崩解层
    E. 修复层

5. 牙本质龋主要沿下列哪项横向扩展
    A. 牙本质小管　　　　　　　　B. 牙本质生长线
    C. 釉牙本质界　　　　　　　　D. 牙骨质牙本质界
    E. 釉柱

## 二、名词解释

1. 龋病
2. 龋病的四联因素论
3. 平滑面龋

## 三、简答题

1. 早期釉质平滑面龋典型的病理变化有哪些?
2. 釉质窝沟龋的病变特点有哪些?
3. 牙本质龋的病理变化如何?

# 第九章 牙 髓 病

 **学习目标**

1. 掌握：牙髓充血、牙髓炎、牙髓坏死的病理变化。
2. 熟悉：牙髓病的病因与临床特点；牙髓坏死和牙髓变性的病理变化。

牙髓病是指发生在牙髓组织的一类疾病，为口腔常见病之一。主要包括：牙髓炎、牙髓变性、牙髓坏死和牙体吸收等，其中最常见的是牙髓炎。牙髓病如治疗不及时，可发展为根尖周病。

牙髓虽具有一定的防御和修复能力。但由于其四周均被牙体硬组织所包围，仅通过狭窄的根尖孔与外周相连。因此，牙髓炎症充血时，易发生血管受压、血液循环障碍而影响其修复功能。乳牙和年轻恒牙由于根尖孔较大，血运较好，防御和修复的能力相对较强。

牙髓病组织病理学分类如下：

1. 牙髓充血
2. 牙髓炎
(1) 急性牙髓炎
(2) 慢性牙髓炎
3. 牙髓变性
(1) 成牙本质细胞空泡性变
(2) 牙髓钙化
(3) 牙髓网状萎缩
(4) 牙髓纤维性变
4. 牙髓坏死
5. 牙体吸收

## 第一节 牙 髓 炎

牙髓炎是牙髓病中最为常见的类型。根据病理变化和临床特点，可将牙髓炎分为牙髓充血、急性牙髓炎和慢性牙髓炎三种。

牙髓炎的病因主要有细菌因素、化学因素、物理因素等，最常见的是细菌因素。

1. 细菌因素　细菌感染牙髓的途径如下：

(1) 通过病损的牙体组织进入：如龋病时细菌可沿暴露的牙本质小管进入；牙体损伤

（冠折、意外穿髓、隐裂、楔状缺损等）时通过暴露的牙髓进入。此为最常见的感染途径。

（2）通过病变的牙周组织进入：如牙周袋较深时，细菌可沿牙根经根尖孔或侧支根管进入。

（3）血行感染：偶见于全身感染时，细菌经血行到达牙髓。此种情况极为少见。

2. 化学因素　主要见于龋病治疗时，窝洞消毒剂、垫底材料和充填材料选用不当，均可刺激牙髓发生炎症。

3. 物理因素　创伤和口腔科治疗过程中的意外等，可引起牙髓损伤及炎症。如暴力、运动、咀嚼硬物时造成的损伤；龋病治疗中制备洞形或预备全冠时，高速切割产生的高热；金属填充物下面未用垫底材料等，都可刺激牙髓，长时间也可引起牙髓病变。

## 一、牙髓充血

牙髓充血有生理性和病理性之分。病理性牙髓充血是牙髓受到细菌或理化因素的轻度刺激引起的，是牙髓炎的早期表现。主要表现为牙髓组织轻度、暂时的充血状态。如及时治疗并去除致病因素，牙髓可恢复正常。因此，病理性牙髓充血又可称为可复性牙髓炎或灶性可复性牙髓炎。如未得到及时治疗可发展成急性或慢性牙髓炎。

1. 病理变化　肉眼观察牙髓色红、肿大。显微镜下可见开始时病变处血管扩张，稍后血管壁通透性增加，少量浆液渗出形成水肿，血管周围可见少量红细胞漏出。血浆渗出引起血液浓缩、血流缓慢，导致血栓形成。

2. 临床表现　牙髓充血主要症状为受刺激后出现疼痛，对温度刺激尤其是冷刺激最为敏感，其次是酸、甜刺激。刺激去除后疼痛立即消失，无自发性疼痛。

## 二、急性牙髓炎

急性牙髓炎既可由牙髓充血发展而来，也可由慢性牙髓炎急性发作形成。病理上早期主要表现为浆液性炎症，晚期转为化脓性炎症。

### （一）急性浆液性牙髓炎

1. 病理变化　急性牙髓炎早期，病变局限于受刺激部位。牙髓血管明显扩张充血，血管壁通透性增加，浆液大量渗出，牙髓严重水肿，同时伴有少量的中性粒细胞和纤维蛋白渗出，成牙本质细胞可发生变性和坏死（图9-1）。

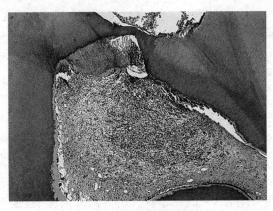

图9-1　急性浆液性牙髓炎

2. 临床表现 急性浆液性牙髓炎以自发性、阵发性锐痛为特点。疼痛发作时间短,间歇时间长。冷、热刺激均可使疼痛加重,刺激消除后疼痛不能迅速缓解。夜间疼痛加剧,导致患者不能平卧。因牙髓神经缺乏本体感觉,故患者不能对患牙定位。

### (二)急性化脓性牙髓炎

1. 病理变化 急性牙髓炎晚期,随着渗出的增加,牙髓腔内压力不断增大,局部血液循环发生障碍,组织缺氧坏死,进一步释放出炎症介质,使炎症反应加重。血管扩张充血,大量中性粒细胞浸润,牙髓组织坏死。中性粒细胞在吞噬细菌和坏死组织碎片的同时,自身变性、坏死,释放蛋白水解酶,使坏死的牙髓组织发生溶解和液化,形成脓肿(图9-2)。早期脓肿较为局限,逐渐可扩展到整个牙髓,形成多数小脓肿,最终导致整个牙髓组织液化坏死。

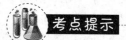

考点提示

急性牙髓炎的病理变化

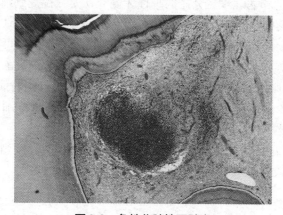

图9-2 急性化脓性牙髓炎

2. 临床表现 急性化脓性牙髓炎仍以疼痛为主,主要表现为自发性跳痛。疼痛发作时间长,间歇时间短,甚至呈持续性。热刺激使疼痛加剧,冷刺激可使疼痛缓解。疼痛可沿三叉神经放射至患侧上下颌、面部、耳颞部及对颌牙。夜间疼痛加重。

小知识

急性牙髓炎的疼痛特点为自发性痛、阵发性锐痛和放射痛,往往是夜间疼痛发作。冷热刺激可激发患牙产生剧烈疼痛或使疼痛加剧。此时的病理改变是牙髓血管明显扩张充血,浆液大量渗出,牙髓组织水肿,髓腔内压力增加,致使疼痛加剧。因此,急性牙髓炎应尽早开髓引流,降低髓腔内压力,疼痛即可缓解,从而减轻患者的痛苦。

### 三、慢性牙髓炎

慢性牙髓炎是牙髓炎中最常见的类型,多数由龋病发展而来,少数由急性牙髓炎转变而来。慢性牙髓炎病程较长,可持续数月至数年。根据牙髓腔是否穿通分为慢性闭锁性牙髓炎和慢性开放性牙髓炎;慢性开放性牙髓炎由于供血条件不同,暴露的髓腔所表现出的组织反应不同,又可分为慢性溃疡性牙髓炎和慢性增生性牙髓炎。

（一）慢性闭锁性牙髓炎

慢性闭锁性牙髓炎发生在有龋损或磨损但未穿髓的患牙，所以炎症常局限在龋损相对应的牙髓部位，牙髓组织常产生慢性炎症改变，当细菌毒力增强或机体抵抗力下降时，也可转化为急性牙髓炎。

1. 病理变化 牙髓血管扩张，淋巴细胞、浆细胞、巨噬细胞浸润，同时伴有肉芽组织形成；病程较长时可形成胶原纤维束将病灶与正常牙髓分开；机体抵抗力下降时，可见中性粒细胞浸润，牙髓组织坏死，形成慢性脓肿（图9-3）。

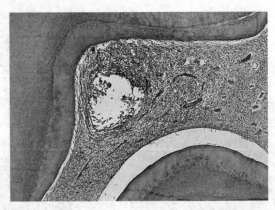

图9-3 慢性闭锁性牙髓炎急性发作

2. 临床表现 病变多发生在有龋损或磨损但未穿髓的情况下，主要症状为疼痛。多为阵发性长时间钝痛，很少出现自发性疼痛；冷、热刺激均使疼痛加重；疼痛常可放射到患侧头部、颌面部；当炎症波及根尖组织时，患者常出现咬合痛和叩痛。

（二）慢性溃疡性牙髓炎

慢性溃疡性牙髓炎常发生在穿髓孔较大、髓腔开放或急性牙髓炎应急处理后未继续进一步治疗的患牙。

1. 病理变化 患牙有较大的穿髓孔，在暴露的牙髓表面形成溃疡。表层为炎性渗出物、坏死组织和食物残渣，下方为炎性肉芽组织和新生的胶原纤维，有大量淋巴细胞和浆细胞浸润，深部牙髓血管扩张充血，少量淋巴细胞和浆细胞浸润（图9-4）。

2. 临床表现 慢性溃疡性牙髓炎的典型临床症状是刺激痛，刺激去除后疼痛仍然持续一段时间。引起疼痛的刺激因素为冷、热刺激、食物嵌入、进食酸甜食物等。

（三）慢性增生性牙髓炎

慢性增生性牙髓炎常形成息肉，又名牙髓息肉，多见于儿童及青少年的乳磨牙和第一恒磨牙。

1. 病理变化 慢性增生性牙髓炎主要表现是牙髓组织增生，形成息肉。根据息肉构成成分的不同，可将其分

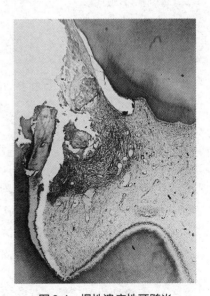

图9-4 慢性溃疡性牙髓炎

为溃疡型（图9-5）和上皮型（图9-6）两种。溃疡型息肉肉眼观颜色较红，探之易出血。镜下观息肉表层为坏死组织、食物残渣、炎性渗出物，下方为炎性肉芽组织，其中有大量淋巴细

胞、浆细胞浸润，少量中性粒细胞浸润及数量不等的纤维组织。上皮型息肉肉眼观为粉红色，质地较坚实，探之不易出血。镜下观可见息肉表面被覆鳞状上皮，其下为增生的纤维组织和炎细胞浸润。通常息肉下方的牙髓组织正常或有轻度的炎症反应。

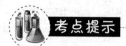

**考点提示**

慢性牙髓炎的病理变化

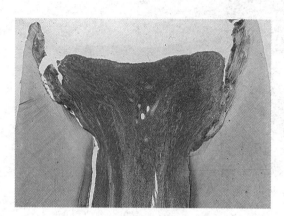

图9-5 慢性增生性牙髓炎（溃疡型）

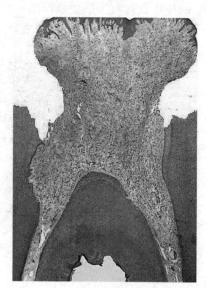

图9-6 慢性增生性牙髓炎（上皮型）

2. 临床表现　慢性增生性牙髓炎临床症状不明显。因为增生的牙髓组织中神经纤维少，对刺激不敏感。

# 第二节　牙髓变性

牙髓组织长期受理化因素的慢性刺激或供血不足，使牙髓组织代谢障碍，导致牙髓出现不同程度的退行性变，称为牙髓变性。常见的牙髓变性有以下几种：

1. 成牙本质细胞空泡性变　是指成牙本质细胞内和细胞间液体积聚成水泡。镜下见成牙本质细胞体积缩小，被间质内的水泡挤压成堆，状似稻草束。严重时成牙本质细胞消失，仅留下空泡（图9-7）。

2. 牙髓网状萎缩　多见于老年人，由于牙髓供血不足，牙髓组织内纤维排列成网状，网眼中充满液体，牙髓细胞减少，成牙本质细胞、血管、神经受压消失（图9-8）。

3. 牙髓纤维性变　牙髓因供血不足，牙髓细胞、血管、神经萎缩甚至消失，胶原纤维成分增多并与牙髓长轴平行排列或呈均质红染的玻璃样变。肉眼观察，牙髓苍白坚韧。多见于老年人的牙髓。

4. 牙髓钙化　牙髓在营养不良或组织变性的基础上，以变性坏死的牙髓为中心，钙盐沉积，形成大小不等的钙化团块。按其分布不同可分为以下两种情况：

（1）局限性牙髓钙化：也称为髓石，多见于牙冠部髓室。髓石为大小不等、数量不定的圆形或卵圆形嗜碱性团块，或游离于牙髓中，或附着于髓室内壁，相邻髓石还可融合，部分髓石中可见不规则的牙本质小管,多数髓石呈同心环状(图9-9)。

(2)弥散性钙化:主要表现为砂砾状的钙盐颗粒,数量多时沿纤维或血管方向排列成条索状(图9-10),多发生在根髓。

牙髓钙化一般无症状,较大的髓石可压迫神经引起疼痛。

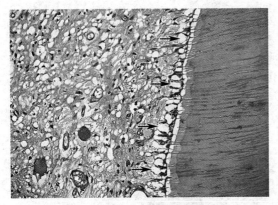

图9-7 成牙本质细胞空泡性变

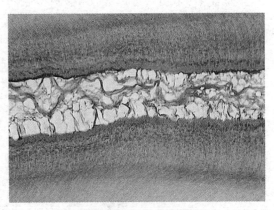

图9-8 牙髓网状萎缩

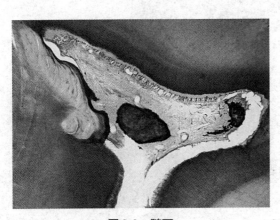

图9-9 髓石

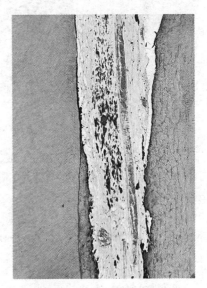

图9-10 牙髓弥散性钙化

# 第三节 牙髓坏死

牙髓组织在各种因素作用下,发生病理性死亡称为牙髓坏死。

1. 病理变化 肉眼观察牙髓呈黑色、灰褐色条索或碎片状。镜下观察牙髓细胞出现核固缩、核碎裂、核溶解,坏死的牙髓组织为红染无结构颗粒状。若牙髓坏死伴有腐败菌感染时称为牙髓坏疽。如不及时治疗,细菌可向根尖扩散,导致根尖周炎。

2. 临床表现 一般无自觉症状,合并感染时可有疼痛,患者常因牙冠变色而就诊。牙髓坏疽时可有恶臭的气味。

# 第四节　牙 体 吸 收

牙体吸收分为生理性吸收和病理性吸收。生理性吸收发生在乳恒牙交替时乳牙根的吸收。病理性吸收分为牙内吸收和牙外吸收两种。

## 一、牙内吸收

1. 病理变化　由牙髓腔内壁开始的牙体吸收称为牙内吸收。镜下可见牙髓部分或全部被肉芽组织取代，成牙本质细胞和前期牙本质消失，牙髓腔可见不规则的吸收凹陷，在凹陷内可见破骨细胞（图 9-11）。增生的肉芽组织充填于凹陷处。有时可见吸收与修复两种改变同时存在。

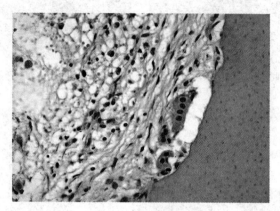

图 9-11　牙内吸收

2. 临床表现　牙内吸收时一般无自觉症状，也可有冷、热刺激疼痛，严重时有自发性、阵发性疼痛。冠部发生吸收时，肉芽组织透过牙表面显示出粉红色斑点。严重的牙内吸收可形成患牙穿孔、破损、折断。X 线检查可见圆形或卵圆形透射区或髓腔呈边缘不规则增大的透射区。

## 二、牙外吸收

由牙体表面开始的吸收称为牙外吸收。病理性的牙外吸收好发于恒牙根部，如慢性根尖周脓肿、根尖周肉芽肿引起的牙根吸收；埋伏牙压迫邻近牙造成的牙根吸收；再植牙的牙根吸收等。镜下可见牙根表面出现数量不等的蚕食状小凹陷，在活动期凹陷内可见破骨细胞（图 9-12），相对静止期无破骨细胞，机体抵抗力增强时，凹陷可被新生的牙骨质修复。

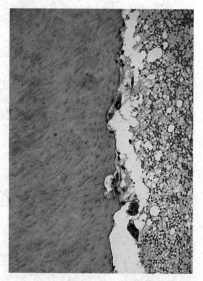

图 9-12　牙外吸收

（姚树宾）

练习题

### 一、选择题

1. 牙剧痛,呈阵发性并向同侧耳颞部放散,疼痛遇热加重,遇冷缓解,可能性最大的是
   A. 急性浆液性牙髓炎        B. 急性化脓性牙髓炎
   C. 慢性闭锁性牙髓炎        D. 慢性溃疡性牙髓炎
   E. 慢性增生性牙髓炎

2. 牙内吸收开始于
   A. 釉质        B. 牙本质        C. 牙骨质
   D. 牙根        E. 牙髓腔内壁

3. 牙髓息肉多发生于
   A. 切牙        B. 尖牙        C. 第三恒磨牙
   D. 乳磨牙        E. 以上都对

4. 牙髓变性不包括
   A. 成牙本质细胞空泡性变        B. 牙髓网状萎缩
   C. 牙髓钙化        D. 牙髓纤维性变
   E. 牙髓硬化

5. 牙髓坏死最常见的原因是
   A. 牙外伤        B. 牙髓缺血        C. 严重营养不良
   D. 牙髓炎        E. 以上都是

### 二、名词解释

1. 急性牙髓炎
2. 牙内吸收
3. 慢性闭锁性牙髓炎

### 三、简答题

1. 牙髓病时细菌的感染途径有哪些?
2. 简述急性浆液性牙髓炎与急性化脓性牙髓炎的区别。
3. 简述慢性牙髓炎的类型。

# 第十章　根　尖　周　病

学习目标

1. 熟悉：急、慢性根尖周炎的病理变化。
2. 了解：根尖周病的病因与临床特点。

根尖周病是指发生在根尖周组织的炎症性疾病，绝大多数继发于牙髓病，尤其是牙髓炎。从解剖学上，牙髓及根尖周组织有着密切的联系。牙髓组织通过根尖孔与根尖周组织相联系，牙髓的神经、血管和淋巴管也由根尖周组织经根尖孔进入髓腔。因此，感染牙髓的细菌及其代谢产物经根尖孔可直接扩散至根尖周组织，导致急性或慢性炎症反应，而且炎症常波及邻近的牙槽骨和根尖部的牙骨质，导致其吸收、破坏。

1. 病因　根尖周病的常见病因有细菌因素、物理因素、化学因素和免疫学因素。

（1）细菌因素：是引起根尖周病的最主要因素。引起根尖周病的细菌种类繁多，主要是以厌氧菌为主的混合感染。①经感染的根管：感染根管的细菌或坏死牙髓组织以及细菌代谢产物通过根尖孔进入根尖周组织；②通过牙周组织或邻近根尖感染扩散蔓延：严重的牙周炎，深牙周袋接近根尖周组织，细菌直接扩散至根尖周组织；③血行感染：细菌通过血液循环进入根尖周组织引起感染，这种情况较少。

（2）化学因素：化学刺激导致的根尖周炎多为医源性，一般与根管治疗时用药不当有关。如亚砷酸过量或时间过长；根管内放置甲醛、甲酚等腐蚀性药物过多等都可导致药物性根尖周炎。

（3）物理因素：急剧的外力可导致根尖周组织创伤，如跌倒、碰撞、咬硬物等造成的损伤；根管治疗时器械穿出根尖孔导致的损伤；充填物过高引起的咬合损伤，均是导致根尖周炎的因素。

（4）免疫学因素：根管内的细菌及其代谢产物、退变坏死的牙髓组织分解物、牙髓治疗药物中的半抗原与体内蛋白结合而成为抗原等，均可引起机体的免疫应答。

根尖周组织和身体其他组织一样，对外界强度不同的刺激有不同的反应。若刺激的强度高，机体抵抗力弱，则表现以渗出、变质为主的急性炎症；若刺激强度低，机体抵抗力较强，则表现为以增生为主的慢性炎症。当机体抵抗力下降，细菌毒性增强时，慢性炎症又可急性发作。

2. 分类　根尖周病按病变特点可分为急性根尖周炎和慢性根尖周炎两种。

# 第一节　急性根尖周炎

急性根尖周炎常见于慢性根尖周炎急性发作，也可由牙髓炎或牙髓坏死发展而来，少数患者因外伤或咬合创伤所致。一般可分为急性浆液性根尖周炎和急性化脓性根尖周炎。

## 一、急性浆液性根尖周炎

急性浆液性根尖周炎发生在急性根尖周炎的早期，若未得到及时治疗，可发展为急性化脓性根尖周炎；若病因持续存在，与较强的机体抵抗能力之间相互作用，病变迁延可转为慢性根尖周炎。

1. 病理变化　炎症早期病变范围小，仅局限于根尖区，局部血管扩张充血，少量中性粒细胞浸润，浆液渗出，组织水肿，胶原纤维肿胀或断裂，这一阶段称为急性浆液性根尖周炎，持续时间较短暂，附近的牙槽骨和牙骨质无明显变化。若炎症继续发展，则迅速向周围牙槽骨扩散蔓延，形成局限性的牙槽突骨髓炎，此时称为急性化脓性根尖周炎。

**考点提示**

急性根尖周炎的病理变化

2. 临床表现　浆液渗出早期，因根尖组织炎性充血及水肿，患牙可有轻微疼痛及浮出感，牙齿用力咬合时可缓解疼痛；随着炎症发展，浆液渗出的增多，浮出感加重，患牙出现持续性疼痛、早接触、叩痛、咬合痛，且能准确定位。X线片检查，根尖周间隙增宽，牙槽骨及根尖区牙骨质无明显破坏。若为慢性根尖周炎的急性发作，则 X 线片可见根尖周牙槽骨和牙骨质破坏的透射区。

## 二、急性化脓性根尖周炎

急性化脓性根尖周炎常由急性浆液性根尖周炎发展而来，也可由慢性根尖周炎急性发作引起。

1. 病理变化　根尖周组织血管进一步扩张、充血，大量中性粒细胞浸润，局部组织坏死、液化，脓肿形成。初期脓肿局限于根尖孔附近，称为根尖周脓肿。脓肿壁除有大量中性粒细胞外，还可见淋巴细胞、浆细胞、巨噬细胞浸润（图 10-1）。炎症继续发展，脓肿逐渐扩大，并向周围牙槽骨蔓延扩散，形成局限性牙槽突骨髓炎，此时称为急性牙槽脓肿。若此时脓肿得不到及时的引流治疗，脓肿压力越来越大，可从组织结构薄弱处突破，形成自然引流。

2. 临床表现　疼痛加剧，表现为自发性、持续性疼痛，咬合、叩击时加重，患牙浮出，甚至松动。对应的牙龈充血肿胀、压痛，局

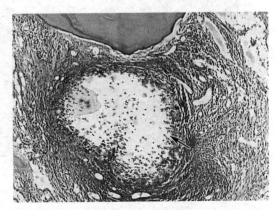

图 10-1　根尖周脓肿

部淋巴结肿大疼痛、出现发热、身体不适等全身症状。骨膜下脓肿时，疼痛达到最高峰，脓液一旦穿破骨膜，疼痛立即缓解。脓液达黏膜下或皮下时，局部肿胀，扣之有波动感。穿破

黏膜或皮肤后,形成瘘口,有脓液流出。X线片检查可见根尖周间隙增宽及附近牙槽骨破坏或牙骨质破坏的透射影像。

# 第二节　慢性根尖周炎

慢性根尖周炎是指根管内感染或受到长期缓慢刺激而导致的根尖周组织的慢性炎症反应,主要表现为增生性炎症。慢性根尖周炎时,根尖周组织破坏与修复反复交错进行。病损常波及根尖周牙槽骨和根尖牙骨质,常见的类型有根尖周肉芽肿、慢性根尖周脓肿和根尖周囊肿。

## 一、根尖周肉芽肿

根尖周肉芽肿是指根尖周牙周膜受到根管内病原慢性刺激,表现以增生为主的炎症反应,肉芽组织形成,境界清楚的根尖部炎性肿物。

1. 病理变化　肉眼观察可见根尖部直径约5mm大小的肿物。其表面光滑有包膜并与牙周膜相连,拔牙时肿物常随患牙一同被拔出。镜下观察肿物主要为肉芽组织(图10-2),其中可见淋巴细胞、浆细胞、巨噬细胞及少量中性粒细胞浸润,肉芽组织内还可见泡沫细胞、针状胆固醇晶体(图10-3)及呈团块状或条索状排列的上皮细胞。炎症肉芽组织周围纤维组织增生,限制炎症向周围扩展,这是机体对病原刺激的防御反应。

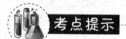

考点提示

根尖周肉芽肿的病理变化

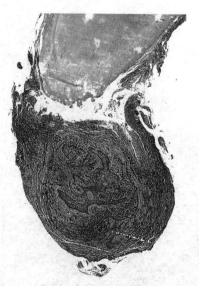

图10-2　根尖周肉芽肿

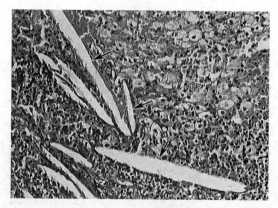

图10-3　根尖周肉芽肿
胆固醇晶体呈针状裂隙

2. 临床表现　多数患者无明显自觉症状,患牙多有较深的龋洞或由于牙髓坏死致牙冠变色和失去光泽。部分患者咀嚼乏力或咬合不适,偶有咬合痛。X线检查可见圆形或椭圆形阴影,边缘清楚,直径不超过1cm,周围骨质无明显改变。

## 二、慢性根尖周脓肿

慢性根尖周脓肿又称慢性牙槽脓肿，主要是由根尖周肉芽肿中央坏死后液化形成脓肿；也可由急性化脓性根尖周炎引流后形成。部分病例可由根尖周肉芽肿发展而来。

1.病理变化 若拔除患牙，肉眼观察被拔除的患牙根尖部粗糙不平，根尖区牙周膜内有脓肿形成，脓肿中央为坏死液化组织和脓细胞，脓肿周围为炎症肉芽组织；脓肿壁内层为肉芽组织，可见中性粒细胞、巨噬细胞、淋巴细胞、浆细胞浸润；外层为增生的纤维结缔组织（图10-4）。病变邻近部位的牙骨质及牙槽骨均有不同程度的吸收。

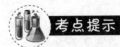

考点提示

慢性根尖周脓肿的病理变化

2.临床表现 慢性根尖周脓肿的症状与根尖周肉芽肿相似，多无明显自觉症状，部分患者可有咀嚼不适或咀嚼痛。患牙多为深龋，并有反复发作的牙痛史。脓肿自行破溃排脓者，常在患牙相对应的龈黏膜或皮肤上见到外观呈红色肉芽状的瘘口，时有脓液流出。慢性根尖周脓肿可分为有瘘型和无瘘型。有瘘型在牙龈或面部皮肤可见瘘管外口；无瘘型临床表现与根尖周肉芽肿不易区别。X线检查患牙根尖部可见形状不规则、边界不清的透射阴影，周围骨质较疏松，呈云雾状。

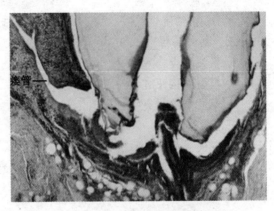

瘘管—

图10-4 慢性根尖周脓肿

## 三、根尖周囊肿

根尖周囊肿是颌骨内最常见的牙源性囊肿，它主要由根尖周肉芽肿和慢性根尖周脓肿发展而来（图10-5），属于炎症性囊肿。

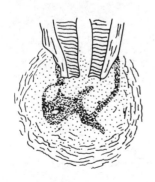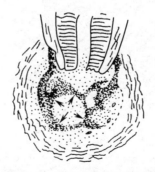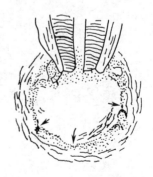

图10-5 根尖周囊肿形成过程

（姚树宾）

 练习题

## 一、选择题

1. 下列疾病对疼痛不能准确定位的是
   A. 牙槽脓肿　　　　　　　B. 牙周炎　　　　　　　C. 急性坏死性溃疡性龈炎
   D. 急性牙髓炎　　　　　　E. 根尖周囊肿

2. 慢性根尖周炎的病变性质为
   A. 变质性炎　　　　　　　B. 化脓性炎　　　　　　C. 增生性炎
   D. 浆液性炎　　　　　　　E. 纤维蛋白性炎症

3. 根尖周肉芽肿镜下一般不含
   A. 成纤维细胞　　　　　　B. 泡沫细胞　　　　　　C. 上皮细胞
   D. 脓细胞　　　　　　　　E. 淋巴细胞

## 二、名词解释

1. 根尖周炎
2. 根尖周肉芽肿
3. 慢性根尖周炎

## 三、简答题

1. 根尖周病的病因有哪些?
2. 比较根尖周肉芽肿、慢性根尖周脓肿的病理变化。

# 第十一章 牙周组织病

### 学习目标

1. 熟悉：牙周炎的病理变化。
2. 了解：常见牙龈病的病理变化；牙周组织病的分类、病因及临床特点。

牙周组织病是指发生在牙支持组织的疾病，又称牙周病。广义上，牙周病包括牙龈病和牙周炎。狭义上，牙周病就是通常所说的牙周炎，不包括牙龈病。牙龈病是指局限于牙龈组织的一类疾病，不侵犯深部牙周组织，而牙周病则破坏牙周膜和牙槽骨等深部支持组织。牙龈炎和牙周炎是牙周组织病中最常见的两类。

## 第一节 牙 龈 病

牙龈病分为两类，即牙菌斑性牙龈病和非菌斑性牙龈病。其中最常见的是口腔内菌斑引起的慢性龈炎。非菌斑性牙龈病大多不是一种独立的疾病，而是许多疾病在牙龈上的一种表征，如剥脱性龈病损等。

### 一、慢性龈炎

慢性龈炎主要局限于牙龈组织的边缘部位，又称边缘性龈炎。当炎症主要局限于龈乳头时称为牙龈乳头炎。

慢性龈炎可长期单独存在，其中有一少部分也可能会发展为牙周炎，两者之间并不一定存在因果关系。

1. 病因　主要是口腔细菌及其毒性产物引发的牙龈组织的慢性非特异性炎症。局部刺激因素如软垢、牙石、食物嵌塞及不良修复体等均可促进或加重龈炎的发生、发展。

2. 临床特点　主要见于口腔卫生不良者。龈缘及龈乳头红肿、光亮、松软，刷牙或咬硬物时可引起出血。有的龈缘肿胀、坚实，呈炎症性增生，增生的牙龈覆盖牙冠形成假性牙周袋（龈袋），其龈沟底的位置无变化。

### 小知识

临床上多采用洁治术去除附着在牙齿上的菌斑和牙石，从而很好地控制和治疗慢性龈炎。此外，坚持早晚刷牙、饭后漱口对控制慢性龈炎的发生也很有帮助。

3.病理变化　主要在牙龈的龈沟壁处有炎症细胞浸润，在沟内上皮的下方可见中性粒细胞浸润，在其下方为大量的淋巴细胞。炎症细胞浸润区域的胶原纤维大多变性或丧失（图11-1）。

根据镜下表现可分为以下两种类型：

（1）炎症水肿型：牙龈的纤维结缔组织水肿明显，其间有大量淋巴细胞、中性粒细胞浸润，还可见少量浆细胞，毛细血管增生、扩张、充血。

（2）纤维增生型：上皮下纤维结缔组织增生成束，束间可见淋巴细胞及浆细胞浸润，毛细血管增生不明显，其炎症成分较少。

以上两型炎症均只局限于牙龈组织内，其深部的牙周膜与牙槽骨均未见明显变化。

## 二、龈增生

龈增生是指由多种因素引起的牙龈组织增生。

1.病因　主要由全身性因素引起，常合并有局部菌斑感染。如女性内分泌因素引起的青春期龈炎、妊娠期龈炎；长期服用抗癫痫药物苯妥英钠或某些免疫抑制剂引起的药物性龈炎；蛋白质、叶酸、维生素C等营养缺乏引起的龈增生等。

2.临床特点　与内分泌相关的龈增生，多与女性月经期、妊娠等密切相关，一旦青春期过后或月经结束和妊娠过后，病变会逐渐恢复、消退；药物性龈增生，一旦停药也可逆转。苯妥英钠龈增生多发生于前牙唇侧，龈乳头增大，有时可见龈表面呈颗粒结节样改变；营养缺乏引起的龈增生表现为牙龈呈紫红色肿胀、松软易出血。

3.病理变化　主要表现为纤维结缔组织增生，粗大的胶原纤维束类似瘢痕组织结构；还可出现胶原纤维水肿、变性及毛细血管增生、扩张、充血等变化。一般炎症不明显。合并菌斑感染时，则与慢性龈炎并存，出现一系列炎性改变（图11-2）。

## 三、急性坏死性溃疡性龈炎

急性坏死性溃疡性龈炎也称急性坏死性龈炎、奋森龈炎、战壕口炎等。本病并不常见，若发展为走马疳，死亡率极高。

1.病因　梭形杆菌及奋森螺旋体为本病的主要病原菌，其存在于龈沟或牙周袋深部，为厌氧菌，一般不致病。当机体抵抗力下降，如营养不良、严重的全身疾病加上口腔不洁等局部因素，使细菌大量繁殖，毒性增强，引发本病。

2.临床特点　多发生于儿童，常突然发病，有严重的腐败性口臭，患部极易出血。主

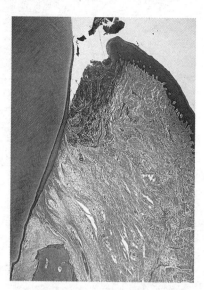

图11-1　边缘性龈炎
牙龈沟底炎症浸润范围局限，牙槽骨及牙周膜尚未被侵犯

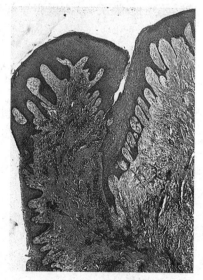

图11-2　增生性龈炎
牙龈上皮增生呈乳头状，并见增生的纤维结缔组织中有大量炎症细胞浸润

要特征为牙龈的龈缘及龈乳头坏死,坏死组织脱落后呈蚕蚀状缺损,表面覆以灰白色假膜。局部病损区可有灼痛、麻木及肿胀感,可伴有淋巴结肿大、发热等体征。严重时形成坏疽性口炎(走马疳),可导致严重的面颊部缺损。

3. 病理变化 为非特异性炎症变化。病变表面有纤维素性渗出物及组织变性、坏死形成的污秽假膜,结缔组织纤维水肿,血管扩张充血,有大量中性粒细胞浸润。龈沟液涂片可见大量梭形杆菌及奋森螺旋体(图11-3)。

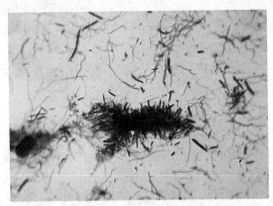

图 11-3 急性坏死性溃疡性龈炎的细菌涂片
有大量的梭形杆菌和奋森螺旋体,还有聚集成毛刷状的梭形杆菌

# 第二节 牙 周 炎

牙周炎是发生在牙周组织的感染性炎症性疾病。病变常从龈沟处开始,逐渐向深部发展,可破坏牙周膜、牙槽骨,最终导致牙齿松动、脱落。因此,牙周炎是破坏人类咀嚼器官的主要疾病。

## (一) 病因及发病机制

牙周炎是一种多因素性疾病,其发生、发展过程是细菌微生物与宿主之间相互作用的结果。

1. 牙菌斑 菌斑细菌及其产物是引发牙周炎的始动因子。引起牙周炎的致病菌多为 G⁻ 厌氧菌,并多有菌毛,这对口腔细菌的黏附、聚集、共聚及固着起重要作用。研究证实,牙龈卟啉单胞菌、伴放线聚集杆菌和福赛斯类菌是大多数牙周感染的首要致病菌。各型牙周炎的致病菌不一致,而且也不完全都是单一菌种引起的,有的类型可能是多种微生物联合作用的结果。

2. 局部促进因素 牙菌斑细菌的致病作用还受许多局部促进因素,如软垢、牙石等的影响。它们有利于菌斑的形成;或损伤牙周组织,使之易受细菌感染;或促进原有牙周病变的发展。其他局部促进因素还有食物嵌塞、不良修复体、咬合创伤等。

3. 全身易感因素 宿主的易感性在牙周炎的发生、发展过程中起重要的作用,它影响牙周炎的发生、病变程度及预后。如遗传因素可增加牙周炎的易感性;糖尿病等系统性疾病可促进牙周炎的发展;吸烟、营养不良、内分泌紊乱、精神压力等均是牙周炎的全身易感因素。

牙周炎的破坏过程，是菌斑与宿主之间通过复杂的分子机制相互作用的结果。宿主的防御过程可分为两类：一是非特异性炎症反应；另一种为特异性的免疫应答反应。菌斑诱发了初期的炎症过程，宿主的防御细胞在抵御外界病原微生物的同时，释放大量的细胞因子，参与了牙周组织的继发性损伤，并在介导炎症过程的扩大与持续中起着至关重要的作用。

（二）临床特点

牙周炎的主要临床特征为牙周溢脓和牙齿松动。在初期一般症状不明显，主要表现与慢性龈炎相似。随病变的发展可逐渐出现牙龈出血、牙周溢脓、口臭、牙齿松动、倾斜、伸长及移位等，严重者可发生牙脱落。

X线表现为牙槽嵴顶消失，牙槽骨的硬骨板不同程度吸收，牙周膜间隙增宽。严重者牙槽嵴部分或全部吸收、破坏、消失。

（三）病理变化

牙周炎的病理表现是一个逐渐形成、加重，而又不断变化的复杂的病变过程，它受菌斑微生物的刺激及宿主免疫和炎症反应等多种因素的影响。病变在活动期表现为进展破坏，静止期表现为修复性变化。

1. 牙周炎的发展过程　牙周炎的发展是一个连续的过程，可将其分为始发期、早期、病损确立期及进展期四个阶段。

（1）始发期：表现为急性渗出性炎症反应。血管扩张充血，通透性增加，龈沟上皮与结合上皮周围有大量的中性粒细胞及少量的淋巴细胞、巨噬细胞浸润，龈沟液渗出增多。一般持续2～4天。

（2）早期病变：结合上皮下方结缔组织除了增多的中性粒细胞外，还出现大量的T淋巴细胞，还可见少量的浆细胞和巨噬细胞。炎性渗出物继续增多，胶原纤维变性、破坏，结合上皮开始增生。此期临床出现典型的牙龈炎表现，可持续3周或更长时间。

（3）病损确立期：上皮下除了大量的中性粒细胞和T淋巴细胞外，B淋巴细胞不断增加，并可见大量浆细胞浸润。龈沟液内出现各种免疫球蛋白、补体及各种酶。结合上皮继续向根方增殖，形成较浅的牙周袋。此期炎症仅限于软组织内，尚无明显的牙槽骨吸收破坏。临床表现为慢性龈炎。此期可稳定数月或数年，处于静止状态，而一部分可发展为难以逆转的破坏性病损，进入进展期。

 小知识

牙周炎的病损确立期是牙周炎治疗的关键期。如宿主防御功能增强或治疗及时，炎症可被控制或逆转；否则可发展为难以逆转的破坏性病损，进入进展期。

（4）进展期：为持续性炎症破坏过程，结合上皮继续向深部增生，形成深牙周袋；基质及胶原纤维广泛变性、溶解，大部分丧失；破骨细胞活跃，牙槽骨明显吸收、破坏；炎症浸润向深部蔓延。牙周袋内炎性渗出物、抗体、补体增多。临床出现明显的牙周溢脓、牙齿松动等症状，为活动性牙周炎的病理变化（图11-4，图11-5）。

2. 静止期（修复期）牙周炎的病理变化　龈沟上皮及结合上皮周围炎症明显减轻，可见大量新生的纤维结缔组织聚集成束状和部分新生的毛细血管，其间可见少量慢性炎症细胞

考点提示

牙周炎的病理变化

浸润。牙槽骨的吸收呈静止状态,一般见不到破骨细胞,原有吸收陷窝区有新的类骨质形成。牙槽嵴部位的吸收亦可见有类骨质或新骨形成(图11-6);牙根面被吸收的牙骨质也出现新生现象。

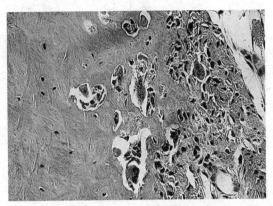

**图 11-4　牙周炎的牙槽骨吸收**
固有牙槽骨见活跃的破骨细胞性骨吸收

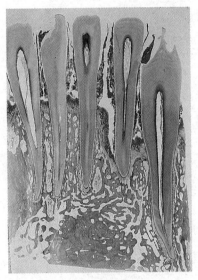

**图 11-5　活动期牙周炎**
可见大量牙石附着在根面牙骨质上,
牙槽骨呈不同程度的吸收破坏

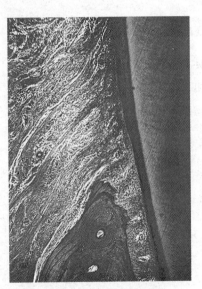

**图 11-6　修复期牙周炎**
牙槽嵴顶上方可见粗大的胶原纤维束
增生,牙槽嵴顶有新骨形成

　　牙槽骨吸收与牙周袋形成在临床病理上可分为三种情况(图11-7):①龈袋:又称假性牙周袋,牙龈组织由于炎症性增生、肿大,导致牙龈缘覆盖牙冠而形成龈袋,牙槽骨尚无明显吸收;②骨上袋:牙槽嵴为水平型吸收,其高度明显降低,牙周袋底位于牙槽嵴顶的冠方,导致骨上袋形成;③骨内袋:牙槽骨发生垂直型吸收,牙槽骨的高度变化轻微,但牙根周围的固有牙槽骨吸收、破坏显著,导致牙周袋底位于牙槽嵴顶的根方,牙槽骨在袋的侧方,牙周袋处于牙根面与牙槽骨之间。

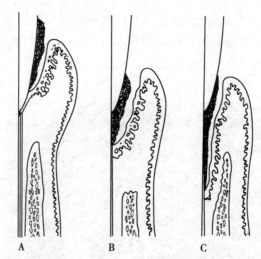

**图 11-7　牙周袋的类型及牙槽骨吸收模式图**
A. 龈袋（牙槽骨高度未丧失）　B. 骨上袋（牙槽骨水平吸收）
C. 骨内袋（牙槽骨垂直吸收）

（屈文艳）

## 一、选择题

1. 最常见的牙龈病是
　　A. 慢性龈炎　　　　　　　　B. 奋森龈炎
　　C. 药物性龈炎　　　　　　　D. 青春期龈炎
　　E. 妊娠期龈炎

2. 牙周炎发展过程中的始发期一般持续
　　A. 1～3 天　　　　B. 2～4 天　　　　C. 4～6 天
　　D. 7～9 天　　　　E. 3 周

3. 牙周炎病程进展中，有明显牙槽骨吸收的一期是
　　A. 始发期　　　　B. 早期　　　　C. 病损确立期
　　D. 进展期　　　　E. 各期均有

4. 牙周炎治疗最关键的一期是
　　A. 始发期　　　　B. 早期　　　　C. 病损确立期
　　D. 进展期　　　　E. 各期均是

5. 龈袋是指
　　A. 假性牙周袋　　　　B. 骨上袋　　　　C. 骨下袋
　　D. 龈沟　　　　　　　E. 以上均是

## 二、名词解释

1. 慢性龈炎

2. 龈袋

3. 骨内袋

### 三、简答题

1. 慢性龈炎和龈增生的病变有何异同？

2. 牙周炎的发生与哪些因素有关？

3. 简述牙周炎发展过程中的分期及各期病理特征。

# 第十二章 口腔黏膜病

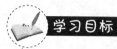
**学习目标**

了解：口腔黏膜基本病理变化及常见口腔黏膜病。

口腔黏膜病是指发生在口腔黏膜及软组织上的疾病。既可发生于口腔黏膜，也可发生于皮肤，本章仅重点介绍口腔黏膜病的一些重要的基本病理变化及部分常见的口腔黏膜病。

## 第一节 口腔黏膜病的基本病理变化

### （一）过度正角化

过度正角化为黏膜或皮肤的正角化层过度增厚。临床上局部呈乳白色或灰白色。镜下可见角质层增厚，或在不该有角质层的区域出现较厚的角质层，角化细胞内无细胞核。过度正角化时，常伴有颗粒层明显和棘层增厚，有时还可出现上皮钉突增生延长（图 12-1，图 12-2）。

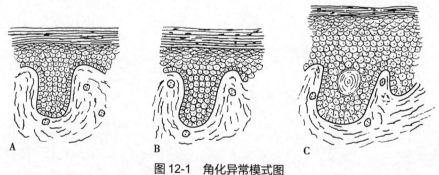
图 12-1　角化异常模式图
A. 过度正角化　B. 过度不全角化　C. 角化不良

### （二）过度不全角化

过度角化层中如果看到固缩的细胞核即称为过度不全角化，颗粒层常不明显。该处黏膜发白或颜色变化不明显，但易于剥脱。湿润黏膜的过度不全角化层剥脱时，出现浅小而散在的凹陷；未被唾液湿润的唇红部和皮肤的过度不全角化层剥脱时表现为脱屑（图 12-1，图 12-3）。

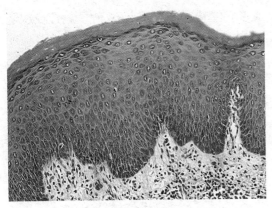

**图 12-2　白斑的过度正角化**
上皮角化层明显增厚，粒层明显，棘层增生

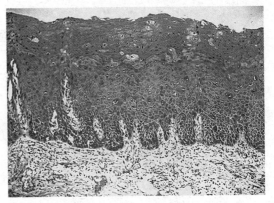

**图 12-3　白斑过度不全角化**
上皮的角化层增厚，其间可见细胞核，粒层不明显

### （三）角化不良

角化不良也称错角化，为上皮的异常角化，表现为在棘层或基底层内出现个别细胞或一群细胞发生角化（图 12-1）。

### （四）上皮异常增生

上皮异常增生可发生以下变化：①基底细胞极性消失；②上皮层次紊乱；③核浆比例增大；④上皮钉突呈滴状；⑤核有丝分裂相增多，并可见少量病理性核分裂；⑥细胞多形性；⑦细胞核浓染，核仁增大；⑧细胞黏附性降低；⑨角化不良。根据以上项目出现的数目及累及的上皮层的范围，可分为轻、中、重度上皮异常增生（图 12-4）。

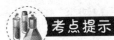

**考点提示**
上皮异常增生的变化

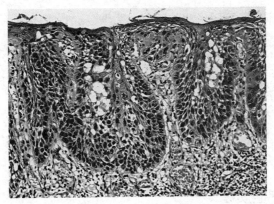

**图 12-4　上皮异常增生**
部分基底细胞极性消失，核大而浓染，上皮钉突末端肥大

### （五）基底细胞空泡性变及液化

基底细胞空泡性变表现为基底细胞内水分增多，胞体肿大，胞质比较清亮，呈空泡状。水肿严重时，细胞可发生液化溶解破碎，致使基底细胞排列不整齐，基底膜不清甚至消失。

### （六）疱

黏膜或皮肤内局限性贮存液体而成疱。疱的内容物有浆液（水疱）、血液（血疱）和脓液

（脓疱）。疱常呈半球状突出于黏膜表面，周围大多有红晕。疱的大小不一，一般直径超过 5mm 者称为大疱；直径小于 5mm 者称为小疱。小的水疱若聚集成簇则称为疱疹。

在组织学上，疱分为棘层内疱（疱在上皮棘层内或基底层上，棘层松懈）和基层下疱（疱在基底层下，上皮全层剥离）两种（图 12-5）。

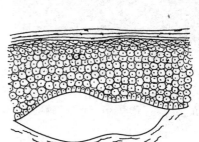

考点提示

疱根据形成部位的分类

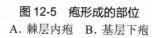

图 12-5　疱形成的部位
A. 棘层内疱　B. 基层下疱

### （七）丘疹

丘疹为黏膜上或皮肤上凸出的小疹，大小不等，红色或灰白色，质较硬，基底为圆形或椭圆形，顶端尖、圆或扁平，形态不一。镜下为：①上皮增厚；②浆液渗出；③炎症细胞浸润。

### （八）糜烂

上皮浅层破坏，未侵犯上皮全层时称为糜烂。

### （九）溃疡

黏膜或皮肤表层坏死脱落而形成的凹陷称为溃疡。按组织破坏程度，可分为浅层溃疡和深层溃疡。浅层溃疡仅累及上皮层，深层溃疡则累及黏膜下层。

### （十）假膜

假膜为灰白色或黄白色膜。由炎症渗出的纤维素形成网架，将坏死脱落的上皮细胞和炎症渗出的细胞聚集在一起而形成。

# 第二节　常见的口腔黏膜病

## 一、复发性阿弗他溃疡

复发性阿弗他溃疡又称复发性口腔溃疡、复发性阿弗他口炎或复发性口疮，在口腔黏膜病中发病率最高。

1. 病因及临床特点　病因可能与下列因素有关：遗传、免疫、病毒和细菌感染、胃肠道疾病、贫血、内分泌因素、营养缺乏及精神紧张等。有的患者有家族史。

本病多发于女性，病损好发于唇、颊、舌、口底及软腭等处，局部灼热不适感，继而浅表溃疡，通常单个，也可多个，溃疡可深可浅，深的可累及黏膜腺或肌层。临床常见有轻型口疮、口炎性口疮、腺周口疮（复发性坏死性黏膜腺周围炎）。

2. 病理变化

（1）早期黏膜上皮水肿，后溶解、破溃、脱落，形成溃疡。溃疡表面覆盖纤维素性假膜，下方有少量坏死组织，大量炎症细胞浸润，以中性粒细胞和淋巴细胞为主。

（2）固有层中胶原纤维水肿、玻璃样变或断裂消失，炎症明显，以淋巴细胞、浆细胞为主。

（3）毛细血管扩张充血，血管内皮细胞肿胀，管腔狭窄甚至闭塞。血管周围密集炎症细胞（图12-6）。

复发性坏死性黏膜腺周围炎，又称腺周口疮，病变范围大，且深达黏膜下层，腺泡组织被炎症破坏，腺管扩张，腺上皮增生（图12-7）。

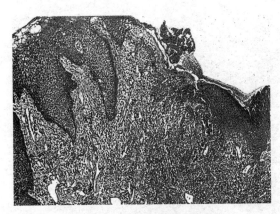

图12-6 复发性阿弗他溃疡

上皮细胞水肿，一部分上皮糜烂、溃疡，结缔组织中有密集的炎症细胞浸润

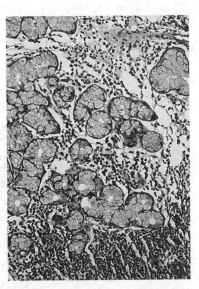

图12-7 复发性坏死性黏膜腺周围炎

腺泡被炎症破坏后大部分消失，腺管上皮增生

## 二、疱疹性口炎

1. 病因及临床特点　疱疹性口炎又称单纯性疱疹。由Ⅰ型单纯疱疹病毒引起。口腔黏膜各部位均可发生。早期有痒、刺痛或烧灼感，继之黏膜充血、水肿，出现典型的成簇的小水疱，破溃后可互相融合，形成浅层溃疡，表面覆盖黄白色假膜。发生于唇部的疱疹破溃后，结黄痂。

2. 病理变化　上皮细胞肿胀呈气球样变及网状液化，形成上皮内疱。疱底部可见气球状细胞，肿胀呈圆形，其胞核内有直径为3～8μm嗜伊红的病毒包涵体。水疱破溃后相互融合，形成不规则糜烂面。上皮下方结缔组织水肿、血管扩张充血，炎症细胞浸润。

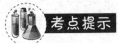

考点提示

疱疹性口炎的病因及主要病理变化

## 三、念珠菌病

1. 病因及临床特点　念珠菌病是由白色念珠菌感染引起的皮肤黏膜病，是最常见的口腔真菌感染。白色念珠菌是机会致病菌，可寄生于正常人的皮肤和黏膜。临床可分为：

①急性假膜性念珠菌病：又称雪口，好发于颊、舌、腭及口角等部位，黏膜表面有凝乳状白色斑膜，不易撕掉，强行撕下则创面出血，且很快又形成新的斑膜；②慢性增生性念珠菌病：又称白斑型念珠菌病，可见于颊、舌背等处，黏膜表面出现硬而白色的斑块，可伴有皮肤念珠菌病；③慢性萎缩性念珠菌病：又称义齿性口炎，义齿承压区有弥漫性炎症，常伴有口角炎症；④肉芽肿性念珠菌病。

2. 病理变化 黏膜病变一般为亚急性或慢性炎症。上皮表层水肿，角化层内有中性粒细胞浸润，常形成微小脓肿。棘层细胞增生，上皮钉突圆钝，基底膜可被炎症破坏。在角化层或上皮外1/3处可见菌丝，为细长杆形，呈串珠状或分节状，与上皮表面垂直或呈一定角度，PAS染色为强阳性（图12-8）。结缔组织中有炎症反应。

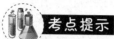

**考点提示**

念珠菌病的病因及临床分类

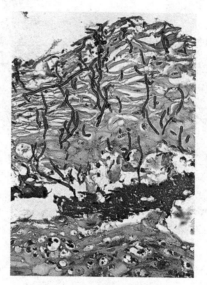

**图 12-8 白色念珠菌病**
上皮焦化层中有大量菌丝，角化层形成微小
脓肿（PAS染色）

## 四、白斑

白斑是指发生在黏膜上的白色斑块，不能被擦掉，不包括因局部因素去除后可以消退的单纯性过角化，是口腔中最为常见的一种白色病变。

1. 病因及临床特点 白斑的发生主要与局部长期刺激有关。吸烟是白斑最常见的原因，此外，咀嚼槟榔、食辛辣食物、局部机械刺激（如残根残冠、不良修复体等）均可导致口腔黏膜发生白斑。白斑可发生于口腔黏膜的任何部位，但以颊、舌部黏膜最多见。男性多发，主要是吸烟者，多为男性。

白斑属癌前病变，其癌变率约为3%～5%，尤其当其表现为白色病损中夹杂有硬结、疣状、溃疡或红斑样成分者，更应提高警惕，及时进行病理检查，以确定有无癌变。

2. 病理变化 白斑的组织病理学诊断主要包括两个方面：一为上皮良性过角化；二为伴有上皮异常增生的白斑，此属于癌前病变。

白斑的主要病理变化是上皮增生，有过度正角化或过度不全角化，或两者同时出现的混合性过角化。上皮单纯性增生时为良性病变，表现为上皮过度正角化，粒层明显，棘层增生，上皮钉突伸长且变粗，但基底膜清晰完整。固有层及黏膜下层可有少量淋巴细胞和浆细胞浸润。疣状白斑时可见上皮疣状增生，表面高低不平，呈刺状或乳头状。

白斑伴有上皮异常增生时，其恶变潜能随着上皮异常增生程度的增加而增大（图12-9）。通常将上皮异常增生分为轻、中、重三级，重度异常增生实际上就是原位癌，其上皮全层细胞发生恶变，但基底膜尚完整，未侵犯结缔组织。非均质型白斑常出现上皮异常增生、原位癌，甚至鳞状细胞癌（图12-10）。

考点提示

白斑的病理变化

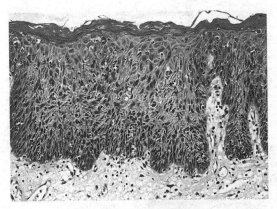

图12-9　白斑异常增生
上皮层次紊乱，细胞呈多形性

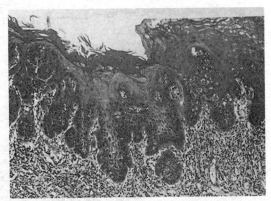

图12-10　白斑癌变（早期浸润癌）
上皮表层不全角化，细胞重度异常增生，并突破基底膜向结缔组织浸润

## 五、扁平苔藓

1. 病因及临床特点　常见的有关发病因素有感染（病毒与细菌）、系统性疾病（慢性肝炎、高血压、糖尿病等）、药物或金属中毒、严重精神创伤、遗传和免疫反应等。

多见于中年女性。病损好发于颊黏膜，其次为舌、唇和牙龈，对称性分布。典型病损是在黏膜上出现白色或灰白色条纹，呈网状或树枝状，条纹之间黏膜充血发红。

2. 病理变化　在黏膜白色条纹处上皮角质层增厚，为过度不全角化；在黏膜发红部位则上皮表层无角化，且结缔组织血管扩张充血。棘层不规则肥厚，少数亦可萎缩变薄。上皮钉突不规则延长，钉突下端变尖呈锯齿状。基底细胞液化变性，基底膜界限不清，严重者可形成上皮下疱。黏膜固有层中有密集的T淋巴细胞浸润带（图12-11）。

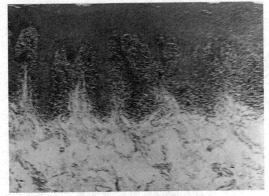

图12-11　扁平苔藓
上皮不全角化，上皮钉突伸长呈锯齿状，基底层液体变性，基底膜界限不清，固有层密集淋巴细胞浸润带

口腔扁平苔藓有癌变潜能,而且镜下可见上皮不同程度的异常增生,尤其是糜烂型、溃疡型以及萎缩型患者。因此,对此病需要提高警惕,注意随访观察。

## 六、慢性盘状红斑狼疮

1. 病因及临床特点　本病为非器官特异性自身免疫病。

女性多见。多先发生于皮肤的外露部位,尤其是面部鼻梁两侧皮肤,呈鲜红色斑,表面覆盖白色鳞屑,称为蝴蝶斑。在面部其他部位或手背等也可见圆形红斑。当揭去其表面的白色鳞屑,可见扩大的毛囊及鳞屑内面呈棘状突起的角质栓塞。口腔病损好发于唇颊黏膜,尤其是下唇唇红。其特征为红斑样病损,可伴有糜烂、出血、结痂。陈旧性病变可有萎缩,病损周围可见白色放射状条纹。

2. 病理变化　上皮表面过度正角化或过度不全角化,角化层可有剥脱,有时可见角质栓塞;颗粒层明显,棘层萎缩变薄,上皮钉突增生伸长;基底细胞发生变性、液化,上皮与固有层之间可形成裂隙,基底膜不清;上皮下结缔组织内淋巴细胞常围绕血管呈袖套状浸润,毛细血管扩张,管腔不整(图12-12)。上述各种病理变化并非同时存在,但这些变化对诊断本病有一定意义。

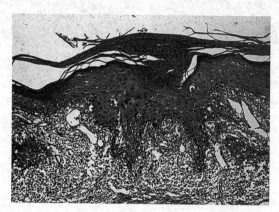

**图12-12　慢性盘状红斑狼疮**
上皮过度角化,角质栓塞形成,粒层明显,基底膜不清晰

(程贵芹)

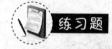 练习题

### 一、选择题

1. 在口腔黏膜病中发病率最高的是
   A. 复发性阿弗他溃疡　　　　　　B. 疱疹性口炎
   C. 扁平苔藓　　　　　　　　　　D. 慢性盘状红斑狼疮
   E. 白斑

2. 下列口腔黏膜病中属于癌前病变的是
   A. 念珠菌病　　　　　　　　　　B. 白斑
   C. 扁平苔藓　　　　　　　　　　D. 慢性盘状红斑狼疮
   E. 复发性阿弗他溃疡

3. 下列致病因素中与白斑发病关系最密切的是
    A. 喝酒           B. 受潮           C. 外伤
    D. 吸烟           E. 溃疡

4. 下列疾病中属于自身免疫性疾病的是
    A. 复发性阿弗他溃疡           B. 白斑
    C. 疱疹性口炎           D. 慢性盘状红斑狼疮
    E. 念珠菌病

5. 临床表现为在发红的黏膜上出现白色或灰白色条纹,病理改变在黏膜固有层有密集的 T 淋巴细胞浸润带的疾病是
    A. 慢性盘状红斑狼疮           B. 念珠菌病
    C. 扁平苔藓           D. 白斑
    E. 疱疹性口炎

二、名词解释
1. 白斑
2. 溃疡
3. 假膜

三、简答题
1. 上皮异常增生的表现有哪些?
2. 简述白斑的病理改变。
3. 简述扁平苔藓的病理改变。

# 附录：实验指导

## 实验一　牙体组织

**【实验目的】**

掌握：釉质、牙本质、牙骨质、牙髓的组织结构；牙本质的增龄及反应性变化。

**【实验用品】**

显微镜、牙体组织磨片及切片。

**【实验学时】**　1.5 学时

**【实验内容】**

观察标本

1. 牙纵磨片

（1）肉眼观察：磨片中央为牙髓腔，其外围淡黄色部分为牙本质，构成牙的主体；冠部牙本质表面覆盖釉质，反射光下呈乳白色，透射光下为黄色；根部牙本质表面覆盖牙骨质，呈淡黄色，近牙颈部较薄，根尖部较厚。

（2）显微镜观察：釉柱的基本形态及排列方向；牙本质小管形态及排列方向；釉牙本质界形态；釉牙骨质界形态。

2. 牙切片（HE 染色）

（1）肉眼观察：牙髓与牙本质的关系；牙骨质的形态特点。

（2）显微镜观察：成牙本质细胞及成纤维细胞的形态及分布；牙髓中血管、神经、胶原纤维的特点；前期牙本质的部位及特点；修复性牙本质的特点；牙骨质的特点。

3. 示教（牙纵、横磨片）　釉质生长线、釉板、釉丛、釉梭形态；球间牙本质、托姆斯颗粒层、继发性牙本质、修复性牙本质、死区的形态及特点；釉柱及牙本质小管横断面的形态。

**【实验作业】**

描绘出釉质、牙本质、牙骨质及牙髓的基本结构图。

（徐　欣）

## 实验二　牙周组织

**【实验目的】**

熟悉：牙龈和牙体的附着关系；牙龈上皮及纤维的组织特点；牙周膜中各种细胞、主纤维束的排列及走行。

【实验用品】

显微镜、牙体牙周组织联合切片、牙周组织图谱。

【实验学时】 0.5 学时

【实验内容】

观察标本：牙体牙周组织联合切片（HE 染色）

1. 肉眼观察　牙龈、牙周膜、牙槽骨的关系；龈沟位置；牙周膜厚度；固有牙槽骨的位置。

2. 镜下观察　牙龈各部分上皮形态；各组纤维的位置及方向；牙周膜主纤维束的排列及方向；固有牙槽骨、骨密质、骨松质的特点；牙周膜中各种细胞的形态。

【实验作业】

描绘出牙周组织结构图。

（屈文艳）

# 实验三　口腔黏膜

【实验目的】

了解：口腔黏膜的一般结构；咀嚼黏膜、被覆黏膜、特殊黏膜结构特点。

【实验用品】

显微镜、颊黏膜切片、舌背黏膜切片。

【实验学时】 0.25 学时

【实验内容】

观察标本

1. 颊黏膜切片（HE 染色）　黏膜上皮层较厚，表面无角化，固有层乳头短且不规则，黏膜下层较厚，其中含脂肪和颊腺。

2. 舌背黏膜切片（HE 染色）　表面为复层鳞状上皮，表层有角化。上皮及固有层向表面隆起形成许多突起，即舌乳头。舌黏膜无黏膜下层，舌肌纤维伸入固有层内。

【实验作业】

描绘出颊黏膜镜下结构图（切片）。

（程贵芹）

# 实验四　牙的发育

【实验目的】

了解：牙胚的发生和分化；牙体及牙周组织的形成；牙的萌出及替换过程。

【实验用品】

显微镜、牙胚钟状期切片（HE 染色）。

【实验学时】 0.25 学时

【实验内容】

观察标本

牙胚钟状期切片（HE 染色）：成釉器底部凹陷似钟状，细胞分化为四层：外釉上皮层（扁平细胞）、内釉上皮层（高柱状细胞）、中间层（扁平细胞）、星网状层（细胞稀疏）。

【实验作业】

描绘出钟状期牙胚的结构图（切片）。

（刘东波）

# 实验五 龋 病

【实验目的】

掌握：牙本质龋的病理变化。

【实验用品】

显微镜、牙本质龋磨片及切片、龋病图谱。

【实验学时】 0.5 学时

【实验内容】

观察标本

1. 牙本质龋切片（HE 染色） 低倍镜观察：牙本质龋呈倒圆锥形，底朝向釉牙本质界，尖向着牙髓腔。由里及表可分为透明层、脱矿层、细菌侵入层、坏死崩解层。

2. 牙本质龋（磨片） 肉眼观察：龋洞形态、龋洞周围牙体组织的颜色改变。低倍镜观察：龋洞处牙本质的颜色改变及龋洞处的裂隙。观察龋洞深部有无透明牙本质形成，髓腔有无修复性牙本质形成。

【实验作业】

描绘出牙本质龋结构图（切片）。

（刘 钢）

# 实验六 牙 髓 病

【实验目的】

1. 掌握：各型牙髓病的病理变化。

2. 熟悉：常见牙髓变性的病理变化。

【实验用品】

显微镜、牙髓炎切片（HE 染色）、牙髓病图谱。

【实验学时】 0.5 学时

【实验内容】

观察标本

1. 慢性牙髓炎切片（HE 染色） 观察病变牙髓中炎症细胞的类型、毛细血管、成纤维细胞的数量及形态。

2. 牙髓的空泡性变和牙髓钙化切片 冠髓及根髓中有无钙化、钙化物的特点。

【实验作业】

描绘出慢性牙髓炎的结构图。

（姚树宾）

# 实验七　根 尖 周 病

**【实验目的】**

熟悉：各型根尖周炎的病理变化；根尖周炎的发展过程。

**【实验用品】**

显微镜、根尖周炎切片、根尖周炎图谱。

**【实验学时】** 0.25 学时

**【实验内容】**

观察标本：根尖周炎切片（HE 染色）

1. 根尖周肉芽肿切片（HE 染色）　镜下肿物主要由肉芽组织构成，表面有致密的纤维组织包绕，其中可见淋巴细胞、浆细胞、巨噬细胞和少量的中性粒细胞浸润以及胆固醇晶体溶解后形成的针形裂隙、上皮条索或团块。

2. 根尖周囊肿切片（HE 染色）　囊肿分为囊壁和囊腔。镜下观囊壁分内外两层，内层为复层鳞状上皮，层次较多，上皮钉突较长，上皮内有炎症细胞浸润；外层为环形排列的胶原纤维，近上皮衬里处有大量淋巴细胞和浆细胞及少量的中性粒细胞，另可见泡沫细胞、胆固醇晶体裂隙。

**【实验作业】**

描绘出根尖周囊肿的结构图。

（姚树宾）

# 实验八　牙周组织病

**【实验目的】**

熟悉：牙周炎的病理变化。

**【实验用品】**

显微镜、牙体牙周组织联合切片。

**【实验学时】** 0.25 学时

**【实验内容】**

观察标本：牙周炎（牙体牙周组织）切片

1. 肉眼观察　牙面有无牙石。

2. 低倍镜观察　有无牙石及牙石所在部位、范围；牙周袋的深浅；结合上皮的改变；牙周袋周围炎症的范围；牙槽嵴的吸收情况。

**【实验作业】**

描绘出牙周炎的镜下结构图。

（屈文艳）

# 参 考 文 献

1. 于世凤. 口腔组织病理学. 第 7 版. 北京：人民卫生出版社，2012
2. 宋晓陵，杨丽芳. 口腔组织病理学. 第 3 版. 北京：人民卫生出版社，2014
3. 孟焕新. 牙周病学. 第 3 版. 北京：人民卫生出版社，2008
4. 高岩. 口腔组织病理学学习指导和习题集. 北京：北京大学医学出版社，2013
5. 刘影. 口腔组织及病理学基础. 北京：人民卫生出版社，2008
6. 于世凤，高岩. 口腔组织学与病理学. 北京：北京大学医学出版社，2005

# 教 学 大 纲

## （供口腔修复工艺专业用）

## 一、编写思路

为了满足卫生职业就业市场的需要，使学生能够适应以能力评价为主导的口腔行业执业考试大纲的要求。为了充分体现中职教育以基本理论为基础、以临床应用为根本、以就业为导向、以证书通过为目标，及为我国卫生事业培养技能型、服务型的高素质劳动者的要求和中等职业学校口腔修复工艺专业教学标准要求，故教材编写要体现科学发展观，确保教材的科学性、先进性、实用性。就《口腔组织及病理学基础》这门课程对于口腔修复工艺专业来说，具有承上启下的作用，要充分体现出它的基础性和桥梁过渡性。怎样把握好它与其他医学基础课程及口腔专业课程的有机结合，做活编写，是本次改版需要深思的问题之一。

上版教材《口腔组织及病理学基础》总体布局合理、内容较丰富、知识面适中，文字及专业知识的表述都很细致，质量把握很好。这是需要我们此次编写团队成员学习的。在教材编写过程中，要注意教材编写内容的严肃性、规范性、系统性，此次编写要在上一轮教学计划和教学大纲的基础上进行继承和扬弃，要基本保持课程体系和教学内容的连贯性，同时又要体现新的教学改革思路，符合时代发展要求。努力创新，提升内容质量，是我们需要思考的第二个问题。

因此，在这次编写教材中做了部分改动。

1. 调整章节顺序，按口腔胚胎学、组织学、病理学层次排列章节，这样符合本学科的规律。

2. 适当增加章节知识链接内容，将有利于组织病理学与口腔医学基础知识和临床多学科的有机联系，也能增加教师讲授的灵活性和学生学习的趣味性。例如：牙体解剖与牙组织的关系，牙髓病、根尖周病临床疼痛特点与组织病理学关系，发育异常与胚胎关系，正畸与牙周组织的关系，龋病临床分期与组织病理学关系等。

3. 编写参考资料选择人卫社本科教材《口腔组织病理学》(第 7 版)和高职教材《口腔组织病理学》(第 3 版)。

4. 由于大纲的要求和学时限制，不能将肿瘤、损伤的病理学纳入教材内容，确实有些遗憾。

《口腔组织及病理学基础》是中等卫生职业教育口腔修复工艺专业的一门基础课程，本课程的主要内容包括口腔各器官的组织结构及发育过程，口腔常见病的病因、发病机制及病理变化。本课程的任务是使学生获得口腔组织及病理学的基本知识，正确认识理解口腔疾病的发生、发展规律，为后续口腔临床课程的学习打下基础。

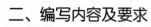

## 二、编写内容及要求

| 单元 | 教学内容 | 教学要求 | 教学活动参考 | 参考学时 | |
|---|---|---|---|---|---|
| 一、口腔颌面部发育 | （一）面部的发育<br>（二）腭的发育<br>（三）舌的发育 | 了解<br>了解<br>了解 | 理论讲授<br>多媒体演示<br>讨论 | 1 | |
| 二、牙的发育 | （一）牙胚的发生和分化<br>（二）牙体及牙周组织的形成<br>（三）牙的萌出和替换 | 了解<br>了解<br>了解 | | 1.5 | |
| | 实验四：牙的发育 | 熟练掌握 | | | 0.25 |
| 三、牙体组织 | （一）釉质、牙本质及牙骨质的理化特性<br>（二）釉质、牙本质、牙髓及牙骨质的组织结构；牙本质的增龄及反应性变化<br>（三）牙髓的功能<br>（四）牙骨质的生物学特性 | 熟悉<br>掌握<br><br>熟悉<br>熟悉 | 理论讲授<br>多媒体演示<br>讨论 | 2.5 | |
| | 实验一：牙体组织 | 熟练掌握 | | | 1.5 |
| 四、牙周组织 | （一）牙龈的表面解剖；牙周膜的功能；牙槽骨的解剖形态及生物学特征<br>（二）牙龈、牙周膜及牙槽骨的组织结构 | 掌握<br><br>熟悉 | 理论讲授<br>多媒体演示<br>讨论 | 1.5 | |
| | 实验二：牙周组织 | 熟练掌握 | | | 0.5 |
| 五、口腔黏膜 | （一）口腔黏膜的基本组织结构<br>（二）口腔黏膜的分类及结构特点 | 了解<br>了解 | 理论讲授<br>多媒体演示<br>讨论 | 0.5 | |
| | 实验三：口腔黏膜 | 学会 | | | 0.25 |
| 六、唾液腺 | （一）唾液腺的一般组织结构<br>（二）各唾液腺的分布及组织学特点 | 了解<br>了解 | 理论讲授<br>多媒体演示<br>讨论 | 0.5 | |
| 七、牙发育异常 | （一）牙萌出及脱落异常<br>（二）牙数目异常和大小异常<br>（三）牙形态异常<br>（四）牙结构异常 | 了解<br>了解<br>了解<br>了解 | 理论讲授<br>多媒体演示<br>讨论 | 0.5 | |
| 八、龋病 | （一）病因与发病机制<br>（二）龋病的组织病理学 | 熟悉<br>掌握 | 理论讲授<br>多媒体演示<br>讨论 | 1.5 | |
| | 实验五：龋病 | 熟练掌握 | | | 0.5 |
| 九、牙髓病 | （一）牙髓病的病因与临床特点<br>（二）牙髓充血、牙髓炎、牙髓坏死的病理变化<br>（三）牙髓坏死、牙髓变性的病理变化 | 熟悉<br>掌握<br><br>熟悉 | 理论讲授<br>多媒体演示<br>讨论 | 1 | |
| | 实验六：牙髓病 | 学会 | | | 0.5 |
| 十、根尖周病 | （一）根尖周病的病因及临床特点<br>（二）急、慢性根尖周炎的病理变化 | 了解<br>熟悉 | 理论讲授<br>多媒体演示 | 1 | |
| | 实验七：根尖周病 | 学会 | | | 0.25 |

续表

| 单元 | 教学内容 | 教学要求 | 教学活动参考 | 参考学时 | |
|------|----------|----------|--------------|:--------:|:--------:|
| 十一、牙周组织病 | （一）牙周组织病的分类、病因及临床特点<br>（二）常见牙龈病的病理变化<br>（三）牙周炎的病理变化 | 了解<br>了解<br>熟悉 | 理论讲授<br>多媒体演示<br>讨论 | 1 | |
| | 实验八：牙周组织病 | 学会 | | | 0.25 |
| 十二、口腔黏膜病 | （一）口腔黏膜病基本病理变化<br>（二）常见口腔黏膜病 | 了解<br>了解 | 理论讲授<br>多媒体演示<br>讨论 | 1.5 | |

## 三、课程教学时间分配

| 教学内容 | 学时 | | |
|----------|:----:|:----:|:----:|
| | 理论 | 实验 | 合计 |
| 一、口腔颌面部发育 | 1 | 0 | 1 |
| 二、牙的发育 | 1.5 | 0.25 | 1.75 |
| 三、牙体组织 | 2.5 | 1.5 | 4 |
| 四、牙周组织 | 1.5 | 0.5 | 2 |
| 五、口腔黏膜 | 0.5 | 0.25 | 0.75 |
| 六、唾液腺 | 0.5 | 0 | 0.5 |
| 七、牙发育异常 | 0.5 | 0 | 0.5 |
| 八、龋病 | 1.5 | 0.5 | 2 |
| 九、牙髓病 | 1 | 0.5 | 1.5 |
| 十、根尖周病 | 1 | 0.25 | 1.25 |
| 十一、牙周组织病 | 1 | 0.25 | 1.25 |
| 十二、口腔黏膜病 | 1.5 | 0 | 1.5 |
| 合计 | 14 | 4 | 18 |